Bibliografische Information der Deutschen Nationalbibliothek:

Die Deutsche Bibliothek verzeichnet diese Publikation in der Deutschen Nationalbibliografie; detaillierte bibliografische Daten sind im Internet über http://dnb.d-nb.de/ abrufbar.

Impressum:

Druck und Bindung: Books on Demand GmbH, Norderstedt Germany
ISBN: 9783668858350

Dieses Buch bei GRIN:

https://www.grin.com/document/454015

William Trebla

Pflegerische Ansätze zur Versorgung von Patientinnen und Patienten mit apallischem Syndrom

GRIN Verlag

Pflegerische Ansätze zur Versorgung von Patientinnen und Patienten mit apallischem Syndrom

BACHELORARBEIT

eingereicht an der

IMC Fachhochschule Krems

Fachhochschul-Bachelorstudiengang

„Gesundheits- und Krankenpflege"

von

William Trebla

Fachbereich: Dimensionen pflegerischen Handelns

Eingereicht am: *20.06.2016*

Vorwort

Ich möchte mich von ganzem Herzen bei Allen bedanken, die einen Beitrag zur Vollendung meiner Arbeit geleistet haben. Allen voran darf ich meine Mutter Ulrike Trebla erwähnen, die sich oft auch in sehr stressigen Momenten Zeit nahm, meine Arbeit Korrektur zu lesen, um diese grammatikalisch und rechtschreibtechnisch zu verfeinern. Sie war es auch, die mich während der gesamten Zeit der Erstellung vorliegender Arbeit, in welcher ich persönlich oftmals gereizt war und emotional viele Höhen aber noch mehr Tiefen durchmachte, immer wieder motivierte, auf das Essenzielle fokussierte und somit die Fertigstellung vorantrieb. Ein weiterer Dank geht an meine Tante Johanna Popp. Ihr Bemühen und ihre Kreativität verleiht meiner Arbeit den nötigen Feinschliff und die gewisse wissenschaftliche Note. Sie unterstütze mich bei der stilistischen Formulierung und Verfassung der Beiträge. Des Weiteren möchte ich mich bei meiner Betreuerin Mag. Adelheid Schönthaler, BSc bedanken. Sie stand mir bei Fragen und Problemen inhaltlicher Natur stets mit Rat und Tat zur Seite. Sie war für mich immer schnell und sicher erreichbar und hat mit ihren Ideen bezüglich der Themenfindung und Themeneingrenzung einen großen Anteil an meiner Bachelorarbeit. Nicht zu vergessen sind drei Kollegen meiner Kohorte, deren Beistand wesentlich zur Fertigstellung vorliegenden Werkes beigetragen hat. Mein Dank gilt Johanna Reithofer, Christoph Fasching und Michael Riedler. Alle drei hatten stets ein offenes Ohr für Fragen, gaben mir Tipps und ermutigten mich in müden Phasen zum Weiterschreiben. Besonders hervorheben möchte ich an dieser Stelle jedoch Johanna Reithofer. Sie begleitete mich seit Studienbeginn, wurde mir eine sehr wichtige Freundin und stand zu jeder Zeit und Situation mit passenden Ratschlägen an meiner Seite.

Bei der Erstellung der Arbeit war es aufgrund der Themenlage schwierig, den Bezug zur Pflege nicht aus den Augen zu verlieren. Viele Beiträge der ausgewählten Literatur sind grundsätzlich für die Physiotherapie gedacht und teils sehr veraltet. Die Herausforderung lag darin, die Hauptpunkte für die Pflege zu definieren, diese im passenden Ausmaß zu Papier zu bringen und dabei die Aktualität der Thematik zu wahren.

Abstract Deutsch

Die folgende Arbeit befasst sich mit den Versorgungsansätzen zur Behandlung von Patientinnen und Patienten mit apallischem Syndrom. Die Bearbeitung wurde auf das Bobath-Konzept, das Kinästhetik-Konzept und das Affolter-Modell® beschränkt. Die Arbeit beschäftigt sich mit der Forschungsfrage: Wie unterscheiden sich die Konzepte Bobath, Kinästhetik und Affolter und finden sie Verwendung bei Patientinnen und Patienten mit apallischem Syndrom? Ziel dieser Arbeit ist es, den Leserinnen und Lesern die verschiedenen Ansätze zur Versorgung aufzuzeigen. Sie sollen als anerkannte und essenzielle Methoden der Rehabilitation vorgestellt werden. Als Methodik für die Bearbeitung wurde die hermeneutisch-interpretative Methode gewählt. Bei ihr nähert man sich mit einem Vorverständnis der Deutung der Texte und Beiträge. Im Zuge der Erarbeitung des Themas verändert sich das Vorverständnis, und die hermeneutische Differenz soll durch das Erlangen neuer Information verringert werden. Dies läuft darauf hinaus, dass der Abstand zwischen der verstehenden Person und dem zu verstehenden Sachverhalt verringert wird.

Keywords: Apallisches Syndrom, Wachkoma, Wachkoma-Pflege, Rehabilitation, Konzepte, Bobath-Konzept, Kinästhetik, Affolter-Modell, Versorgungsansätze

Abstract English

The following research paper evaluates the approaches of care for patients in the persistent vegetative state. The development of this research issue is based on three well known concepts: the Bobath-concept, the kinaesthetic-concept and the Affolter-model®. The central questions that motivate this paper are: What is the difference between the concepts Bobath, Kinaesthetics and Affolter, and can these concepts be applied with patients in the persistent vegetative state? By empirically examining these questions, the paper intends to produce a more complete understanding of several concepts of patient-centered care that should be presented as acknowledged and essential methods of rehabilitation. The chosen method of the analysis is based on the hermeneutic interpretation. The idea of this technique is to choose and to select scientific articles which add information to previous knowledge. During the process of elaboration of this paper the previous knowledge is developing. The new information has the effect to modify the prior knowledge so that the hermeneutic difference reduces. This results in the decrease of the distance between the understanding person and the new information.

Keywords: persistent vegetative state, nursing, rehabilitation, concepts, bobath, kinaesthetic, affolter,

Inhaltsverzeichnis

1 Einleitung

In vorliegender wissenschaftlicher Arbeit geht es um die pflegerischen Ansätze der Versorgung von Patientinnen und Patienten mit apallischem Syndrom. Die Spezialisierung liegt hierbei vor allem auf der Betrachtung der Kinästhetik, des Bobath-Konzeptes und dem Modell von Felice Affolter.

1.1 Aktualität, Relevanz und Problemstellung

Momentan gibt es in Österreich rund 800-1000 Menschen, die am apallischem Syndrom erkrankt sind (Donis, 2016). Aufgrund der rasanten Fortschritte im Bereich der Intensivmedizin nimmt die Zahl der therapiefähigen Patientinnen und Patienten, die eine Hirnschädigung erleiden, erheblich zu. Viele dieser Patientinnen und Patienten erwachen aus dem komatösen Zustand bereits während der ersten Tage, ein kleiner Teil der Betroffenen verliert für immer sämtliche Hirnfunktionen, andere durchlaufen verschiedene Stadien, bevor das Bewusstsein teilweise oder ganz zurückkehrt (Faymonville, Pantke, Berré, Sadzot, Ferring, de Tiège, Mavoudakis, van Bogaert, Lambermont, Damas, Franck, Lamy, Luxen, Moonen, Goldman, Maquet & Laureys, 2004, S.1195). Obwohl diese Anzahl gemessen an der Gesamtbevölkerung ein verschwindend geringer Teil ist, werden wir sowohl in diversen Medien als auch durch persönliche Erfahrungen häufig mit dem Begriff apallisches Syndrom oder Wachkoma konfrontiert. Die Rehabilitation während und nach der Zeit auf der Intensivstation ist grundlegender Bestandteil auf dem Weg aus dem apallischen Syndrom. Noch vor 20 Jahren gab es weder die geeigneten Einrichtungen noch die passenden Konzepte zur Rehabilitation. Heute verfügt man über eine adäquate Versorgungslage und verschiedenste Therapieformen zur Betreuung und Behandlung des Wachkomas (Verband für Schädel-Hirnpatienten in Not, 2014, abgerufen am 19.06. 2016).
Es ist praktisch unmöglich, sämtliche Therapieformen für Patientinnen und Patienten im Wachkoma zu kennen. In vorliegendem Werk wurden verschiedene Schwerpunkte ausgewählt, um Parallelen zu veranschaulichen. Für die Darstellung der Förderkonzepte Bobath, Kinästhetik und das Affolter-Modell® entschied

man sich deshalb, da sich diese in den letzten Jahren vielerorts für die Betreuung von Patientinnen und Patienten mit apallischem Syndrom etabliert haben (Nydahl, 2011, S.37).
Zumal aufgrund der niedrigen Prävalenzrate, die zwei bis zehn Erkrankte pro 100.000 Einwohner beträgt, zu dieser Thematik nicht nur für den Laien sondern auch für die professionelle Pflege zu wenig Wissen besteht, soll diese Arbeit als ein kompaktes Papier dienen, das die Möglichkeiten der Rehabilitation durch Pflege aufzeigt.

1.2 Zielsetzung

Der Leserin und dem Leser sollen anhand des Krankheitsbildes des apallischen Syndroms die Ansätze des Zugangs zur Versorgung dieser massiven und plötzlichen Einschränkung im Alltagsleben der Patientinnen und Patienten vorgestellt werden. Des Weiteren wird aufgezeigt, wie die Konzepte Affolter, Kinästhetik und Bobath anzuwenden sind, und es wird verdeutlicht, dass sie als essenzieller Teil der Frührehabilitation anzusehen sind. Unter Verwendung möglichst aktueller Forschungsarbeiten, Studien und Literatur soll eine kompakte Arbeit erstellt werden, welche den Leserinnen und Lesern das weite Spektrum der Auswahl an möglichen zur Verfügung stehenden Versorgungskonzepten aufzeigt.

1.3 Forschungsfrage

Zur Bearbeitung vorliegenden Themas wurde folgende Forschungsfrage formuliert.

> Wie unterscheiden sich die Konzepte Affolter, Bobath und Kinästhetik und finden sie Anwendung in der Betreuung von Patientinnen und Patienten mit apallischem Syndrom?

1.4 Methodik

Die Art der Literaturanalyse orientiert sich an einer hermeneutisch-interpretativen

Methode. Die Näherung an die Texte erfolgt mit einem gewissen Vorverständnis. Dieses Vorverständnis verändert sich im Laufe der Textbearbeitung (Oelke & Meyer, 2013, S. 34). Ziel ist es, das Vorverständnis durch die Sammlung weiterer Informationen so zu erweitern, dass die hermeneutische Differenz, also der Abstand zwischen der verstehenden Person und dem zu verstehenden Sachverhalt, beständig verringert wird (Schrems, 2013, S. 52). Nach jedem Absatz werden Fazits gezogen, um die essenziellen Aspekte nochmals zusammenzufassen und klar zu machen.

1.5 Gliederung

Zu Beginn der Arbeit wird das Krankheitsbild des apallischen Syndroms, das bereits in der Bachelor I Arbeit beschrieben wurde, mit Definition, Ätiologie, Symptome, Diagnosestellung, Aussicht und Therapie vorgestellt. Dies ist wichtig, um den Leserinnen und Lesern dieser Arbeit nochmals einen umfassenden aber kompakten Überblick über das Krankheitsbild zu geben. Anschließend werden die drei Ansätze zur Versorgung der betroffenen Patientinnen und Patienten nach Bobath, Kinästhetik und Affolter näher beschrieben. Dabei wird zu Beginn auf die Herkunft und Entstehung der Konzepte, im Folgenden auf ihren Zweck und zuletzt auf deren Anwendung bei Patientinnen und Patienten mit apallischem Syndrom eingegangen. Nach der Beschreibung der ausgewählten Ansätze und Modelle wird den Leserinnen und Lesern der aktuelle Stand der Forschung näher gebracht. In diesem Kapitel sollen möglichst aktuelle Studien und Beiträge zu den jeweiligen Konzepten und deren Anwendung bei Patientinnen und Patienten mit apallischem Syndrom aufgezeigt werden. So soll geprüft werden, ob es eine Evidenz zur Behandlung der betroffenen Menschen mit den jeweiligen Therapieansätzen gibt. Im Schlussteil werden die wesentlichen Aspekte der Arbeit zusammengefasst und ein kurzer Überblick wird geboten. Anschließend folgt ein kurzer Ausblick, um zu verdeutlichen, welche Aussagekraft und welche Folgen das Resultat dieser wissenschaftlichen Arbeit hat.

1.6 Stand der Forschung

Unter Verwendung nachfolgender Suchbegriffe wurde in den Datenbanken PubMed, Cinahl, Cochrane und AWML versucht, aktuelle Studien und Beiträge zur Anwendung der Pflegekonzepte Bobath und Kinästhetik sowie dem Affolter-Modell® zu finden: apallisches Syndrom, Wachkoma, neglect, Bobath-Konzept, Kinästhetik, Affolter-Modell, vegetative state, persistent vegetative state, kinaesthesia, bobath-concept. Soeben erwähnte Begriffe wurden mit nachfolgenden Schlagwörtern durch die Boolschen Operatoren AND/OR/NOT verbunden: Pflege, Rehabilitation, Neurorehabilitation, Versorgung, Therapie, nursing, rehabilitation, stroke. Es wurde so versucht, den Themenkreis einzugrenzen und den Bezug zur Behandlung und Rehabilitation durch die Gesundheits- und Krankenpflege zu wahren. Mit der Eingrenzung auf Studien der letzten fünf Jahre wurde dem Anliegen, möglichst aktuelle Studien und Beiträge in Verbindung zu diesem Thema zu erlangen, Rechnung getragen.

Tabelle 1

Suche	Anfrage	Gefundene Beiträge
#1	Search **vegetative state AND nursing**	241
#2	Search **vegetative state AND nursing** Filters: **published in the last 5 years**	41
#3	Search **vegetative state AND rehabilitation** Filters: **Clinical Trial; published in the last 5 years**	13
#4	Search **vegetative state AND neurorehabilitation** Filters: **Clinical Trial; published in the last 5 years**	3
#5	Search **vegetative state AND bobath** Filters: **Clinical Trial; published in the last 5 years**	0
#6	Search **vegetative state AND kinaesthetics** Filters: **Clinical Trial; published in the last 5 years**	0
#7	Search **vegetative state AND nursing AND Affolter** Schema: **all** Filters: **Clinical Trial**	0

#8	Search **kinesthetic AND neurological rehabilitation** Schema: **all** Filters: **Clinical Trial; published in the last 5 years**	0
#9	Search **vegetative state AND nursing AND therapy** Filters: **Clinical Trial; published in the last 5 years**	1
#10	Search **vegetative state AND recovery AND therapy** Filters: **Clinical Trial; published in the last 5 years**	14
#11	Search **vegetative state AND therapy** Filters: **Clinical Trial; published in the last 5 years**	40

Eigene Darstellung

Das Ergebnis dieser Studienrecherche, welches in der Tabelle auszugsweise dargestellt wird, zeigt, dass es grundsätzlich einige Studien zum apallischen Syndrom gibt. Dabei wird allerdings vermehrt Bezug auf die medizinische Betrachtung des apallischen Syndroms genommen. Die Studien befassen sich hauptsächlich mit der Prognose, der Diagnosestellung und mit Therapievorschlägen. In Verbindung mit den in dieser Arbeit vorgestellten Versorgungsansätzen und dem Berufsbild der Pflege gibt es jedoch weder im nationalen noch internationalen Umfeld Forschungsbeiträge, welche zur Bearbeitung vorliegenden Themas nützlich wären. Es ist somit ersichtlich, dass die zur Darstellung gewählten Konzepte in Verbindung mit der Behandlung von Patientinnen und Patienten mit apallischem Syndrom aktuell nicht Gegenstand von Forschung sind. Es existiert jedoch zu den Konzepten und deren Anwendung eine Vielzahl an Literatur und Beiträgen in Fachjournalen. Zwar finden das Bobath-Konzept, die Kinästhetik und das Affolter-Modell® Einsatz in der klinischen Pflegepraxis, Studien über Nutzen und Erfahrungsberichte des Pflegepersonals sind jedoch nicht bekannt. Eine bedeutendere Anzahl an aktuellen Studien, welche sich mit den genannten Konzepten befassen, existiert in der Disziplin der Physiotherapie. In den vergangenen Jahren wurde vor allem im Bereich des Bobath-Konzeptes geforscht. Dies jedoch nur in funktionaler Sicht, es wurde also die grundlegende Wirkung und nicht speziell der Effekt der Therapie bei Patientinnen und Patienten mit apallischem Syndrom untersucht

Bei Andenken, Forschung über vorliegende Theamtik betreiben zu wollen, muss man sich die grunsätzlichen Frage stellen, welches Ergebnis oder welcher kurative Effekt der Therapie durch die Konzepte Bobath, Kinästhetik und dem Affolter-Modell® erzielt werden soll, und wie dieser gemessen werden kann. Bis zum jetztigen Zeitpunkt wurden diese Fragen noch nicht aufgegriffen und auch keinerlei Forschung in diese Richtung betrieben. Dies hat zur Folge, dass man sich weiterfort auf bereits vorhandene Literatur stützt und diese anwendet. Wissen und Evidenz über den Nutzen und den Effekt der Therapie durch die Pflege sind nicht gegeben.

2 Das apallische Syndrom

Der deutsche Verband für Schädel-Hirnpatienten in Not (2014, abgerufen am 08.06.2016) beschreibt das apallische Syndrom als eine außergewöhnliche Lebensform von Menschen in Folge einer massiven Hirnschädigung. Dieses Ereignis erfordert eine akute intensivmedizinische Behandlung und Pflege und bedarf einer adäquaten Frührehabilitation und Langzeitversorgung.

2.1 Ätiologie

Die Ursachen des apallischen Symptoms lassen sich zwei Untergruppen gliedern. Diese sind das traumatisch bedingte und das nicht traumatisch bedingte Wachkoma. Infolge schwerer Verkehrs- oder Arbeitsunfälle aber auch durch riskante Sportaktivitäten treten oftmals extreme Schädel-Hirn-Traumata auf, welche zu einem apallischen Syndrom führen können. Dabei kommt es zu lokalen Schäden der Hirnrinde wodurch Beschleunigungs- und Rotationskräfte freigesetzt werden, welche die verschiedenen Bahnsysteme im Gehirn mechanisch schädigen und zerstören. Des Weiteren werden bei Schädel-Hirn-Traumata Blutungen im Gehirn und lokale Schädigungen durch Frakturen verursacht. Das Muster der Schädigung ist von Patient zu Patient je nach Art der erfolgten Gewalteinwirkung unterschiedlich. Die Ursachen für das nicht traumatisch bedingte apallische Syndrom können eine große Anzahl an Erkrankungen aber auch eine Vielzahl an exogenen Noxen, Ursachen außerhalb des menschlichen Körpers, sein. Sie alle verbindet die langfristige Unterversorgung des Gehirns mit Sauerstoff oder Blut. Hauptsächlich ist hier von Herz-Kreislauf- Stillstand, extremen Blutdruckabfall aber auch von schwerer Lungenerkrankung die Rede. Weitere nicht traumatische Ursachen sind Schlaganfälle, Hirnblutungen, Meningitis, Enzephalitis, Hirntumore oder Intoxikationen. Das nicht traumatisch bedingte Wachkoma überragt in der Statistik das traumatisch bedingte Wachkoma im Verhältnis 80:20. Faktoren, die diese Erhebung beeinflussen, sind verbesserte Sicherheitsmaßnahmen im Fahrzeugbau und Straßenverkehr, sowie die verbesserte intensivmedizinische Versorgung von kardiologischen und pulmonalen Notfällen, welche es erlaubt, mehr Menschleben zu retten (Steinbach & Donis, 2011, S.19-20).

2.2 Diagnosestellung

Trotz modernster apparativer Methoden zur Untersuchung neurologischer Erkrankungen ist es ohne einer ausreichend langen, klinischen Untersuchung nicht möglich, das apallische Syndrom nachzuweisen. Aus der Verbindung von Daten aus Anamnese und Untersuchung, Ergebnissen von Assessmentinstrumenten und den Erkenntnissen aus Zusatzuntersuchungen kann die Diagnose gestellt werden. Oftmals werden die Angehörigen der Patientinnen und Patienten bereits wenige Tage nach dem Ereignis mit der Diagnose und der damit verbundenen negativen Prognose konfrontiert, obwohl dies zu diesem Zeitpunkt vollkommen unpassend ist (Steinbach & Donis, 2011, S.25-26).

2.3 Differentialdiagnosen

Aufgrund der Symptome und der klinischen Befunde muss das Wachkoma von folgenden neurologischen Erkrankungen unterschieden werden. Im Gegensatz zum apallischem Syndrom ist das Koma eine Bewusstseinsstörung, bei welcher Wachheit und Wahrnehmung nicht vorhanden sind. Es ist ein schlafähnlicher Zustand ohne Wachphasen. Das apallische Syndrom geht in den meisten Fällen vom Koma aus, kann sich aber auch zu jenem Zustand zurückentwickeln. Patientinnen und Patienten, die am Locked-in-Syndrom erkrankt sind, besitzen eine Wahrnehmung und sind wach. Sie sind allerdings nur in der Lage Lid- und vertikale Augenbewegungen zu vollziehen. Während einer fortgeschrittenen Demenz leidet die betroffene Person an extremen kognitiven Funktionsstörungen. Jedoch sind die Mobilität und die willentliche Reaktion auf äußere Reize, anders als beim apallischem Syndrom uneingeschränkt möglich. (Nacimiento, 2012, S.662).

2.4 Prognose

Welche Entwicklung eine Patientin oder ein Patient mit apallischem Syndrom nehmen wird, lässt sich im Vorhinein nicht absehen. (Teigeler, 2007, S.141).

Nach der zugrundeliegenden Studie gilt eine Bewusstseinserholung aus dem apallischen Syndrom als ein außergewöhnliches Ergebnis, welches hauptsächlich nach traumatisch bedingten Schädigungen auftritt. In dieser Studie wird die Erholung von Bewusstsein bei Patientinnen und Patienten mit nicht-traumatischem und traumatischem Wachkoma analysiert. Die Studie umfasst 50 Patientinnen und Patienten. Sie teilten sich in 36% traumatisch bedingte Komata, 36% hämorrhagisch bedingte Komata, sprich als Folge einer Gehirnblutung, und 28% durch Sauerstoffunterversorgung des Gehirns bedingte Komata auf. Insgesamt wurden die Patienten durchschnittlich 27 Monate beobachtet. Die Studie lieferte das Ergebnis, dass 21 Personen verstorben waren, 17 befanden sich immer noch im Wachkoma und zwei Patientinnen oder Patienten, die das apallische Syndrom aufgrund einer traumatischen Ursache erlitten hatten, waren wieder ansprechbar. Sechs der übrigen Patientinnen und Patienten mit traumatisch- und nicht-traumatisch bedingtem Wachkoma zeigten erst zu einem späteren Zeitpunkt eine Verbesserung der Bewusstseinserlangung. Signifikant war, dass die Späterholung bei den traumatisch bedingten Wachkoma-Patientinnen und Patienten häufiger aufgetreten ist als bei den nicht-traumatischen. Dennoch zeigten alle Testpersonen erhebliche Fähigkeitsstörungen. Der Autor der Studie kommt zu der Schlussfolgerung, dass die Späterholung von Patientinnen und Patienten mit nicht-traumatischem und traumatischem apallischem Syndrom nicht außergewöhnlich ist, dass jedoch enorme Folgeschäden zurückbleiben (Estraneo, Moretta, Loreto, Santoro & Trojano, 2010).

Die Studie zeigt neben einer hohen Sterblichkeitsrate auch auf, dass vor allem Patientinnen und Patienten, welche an einem traumatisch bedingten Wachkoma leiden, eher zu einer Erholung neigen als jene Personen, die am nicht traumatisch bedingten apallischen Syndrom erkrankt sind. Trotz der sichtbaren Erholung leiden alle Betroffenen an massiven Fähigkeits- und Funktionsstörungen. Diese werden erst im Verlauf der verschiedenen Remissionsphasen langsam verbessert.

Wie sich die Verlaufsformen und Remissionsphasen gestalten, wird im nächsten Kapitel beschrieben.

2.5 Verlaufsformen und Remissionsphasen des apallischen Syndroms

Im Jahre 1967 entwickelte Gerstenbrand in Bezug auf die ersten Definitionen des Krankheitsbildes durch Forschungsarbeiten und Beobachtungen die Theorie der Remissionsphasen. Im Zuge seiner Arbeit entdeckte er derartige Phasen und stellte vier Verlaufsformen der Erkrankung dar. Die erste Form ist das Bestehen der apallischen Stufe. Weitere Formen sind das Andauern einer Remissionphase und das Durchlaufen aller Phasen. Die letzte Möglichkeit, die von Gerstenbrand entdeckt wurde, war das zeitlich beschränkte Durchgangssyndrom ohne Folgeschäden. In den letzten Jahren wandte man sich jedoch von dieser zeitlichen Eingrenzung ab und vertraut auf eine modifizierte Form der Remissionsphasen, welche in Anlehnung an Gerstenbrands Verlaufsformen entwickelt worden war (Ciarrettino, 2005, S.98)

Gerstenbrand versuchte das Krankheitsbild in ein zeitliches Schema zu packen. Dabei erkannte er, dass sich die Erkrankung nicht bei jeder Patientin oder jedem Patienten gleich entwickelte. Im Zuge seiner Forschung beobachtete er auch die Phasen der Rückbildung, die sogenannten Remissionsphasen. In Anlehnung an die Arbeit von Gerstenbrand wurden diese weiterentwickelt und fanden großen Zuspruch. Im folgenden Absatz werden die Phasen der Rückbildung des apallischen Syndroms näher erläutert:

Grundsätzlich muss bei der Remission aus dem Wachkomas zwischen zwei Stadien unterschieden werden: Einerseits die Rückentwicklung der Bewusstseinsstörung und andererseits der Rückgang der Funktionsausfälle. Im ersten Teil sind die Aufnahme und Reaktion der Patientinnen und Patienten auf Umweltreize erkennbar. Bei der Rückbildung von Funktionsausfällen verschwinden Störungen in den Bereichen Sprache und Motorik. Es ist dabei wichtig zu verstehen, dass die Remission dieser zwei Phasen sehr unterschiedlich verlaufen kann. Essenziell dabei ist, dass Bewusstsein Voraussetzung für Wachheit ist, aber Wachheit keinesfalls Bewusstsein voraussetzt (Steinbach & Donis, 2011, S.37).

Aktuell unterscheidet man zwischen acht verschiedenen Remissionsstadien. Das erste Stadium ist das Vollbild des Komas. Die Patientinnen und Patienten besitzen eine tiefe Bewusstseinsstörung und haben die Augen geschlossen. Stadium zwei weist bereits einen Schlaf-Wachrhythmus auf, wobei der Schlafrhythmus wesentlich überwiegt. Bei den betroffenen Personen zeigt sich eine primitive Motorik, und sie äußern eine Reaktion auf Schmerzreize. Des Weiteren verfügen die Patientinnen und Patienten über einen enormen Muskeltonus (Steinbach & Donis, 2011, S.40). Sobald sich die Person auf dieser Stufe befindet, wird von einem Wachkoma ausgegangen (Ciarrettino, 2005, S.99). In Periode drei ist auffallend, dass Objekte ergriffen und zum Mund geführt werden. Der hohe Muskeltonus wird langsam schwächer und die Patientinnen und Patienten versuchen, mit der Umwelt nonverbal in Verbindung zu treten. In der Remissionsphase vier wird das Verhalten von Stadium drei beibehalten. Hinzu kommen das Erkennen von Personen und die Reaktion auf deren Erscheinen. Des Weiteren nimmt das Situations- und Sprachbewusstsein zu, indem die Patientinnen und Patienten erste Laute wie Stöhnen, Brummen oder Schreien von sich geben. Im Stadium fünf ist ein vermehrtes Bedürfnis nach Kontaktaufnahme mit der Umwelt zu erkennen. Die Motorik der Arme und Beine wird zunehmend zielsicher, und die emotionalen Reaktionen entsprechen dem auslösenden Reiz. Die Phase sechs ist durch extreme Defizite der Gedächtnisleistung gekennzeichnet. Die Patientinnen und Patienten werden sich ihres Schicksals bewusst, und in der Folge kommt es zu manisch depressiven Phasen. In der Remissionsphase sieben stehen zumeist lokale Probleme wie Sprach- oder Koordinationsschwierigkeiten im Zentrum. Die Patientinnen und Patienten reagieren oft gereizt auf Pflegepersonal und Angehörige. Sie sind motorisch sehr aktiv und ungeduldig. Das Stadium acht ist durch die organisch-psychische Störung, welche die Patientinnen und Patienten aufweisen, gekennzeichnet. Sie zeigt sich durch die eingeschränkte Merkfähigkeit, Konzentrationsschwierigkeiten und weiterer Verhaltensauffälligkeiten (Steinbach & Donis, 2011, S.41-42).

Anfangs konnten durch Gerstenbrand vier Verlaufsformen der Erkrankung festgestellt werden. Durch stetige Weiterentwicklung und Beobachtung legte man später die Remissionsphasen, welche an die Verlaufsformen angelehnt waren, fest. Aktuell wird zwischen acht verschiedenen Remissionsphasen unterschieden. Diese acht Phasen reichen vom Vollbild des Komas bis zu jenem Stadium, in dem die Erkrankung eine fortgeschrittene Rückbildung erreicht hat.

2.6 Therapie

Doktor Andreas Zieger (2004, S. 4) beschreibt die Vorgänge auf der Intensivstation ab dem Eintreffen der Patientinnen und Patienten. Er schildert, dass nach der unmittelbaren Versorgung am Unfallort die Patientinnen und Patienten auf der Intensivstation weiterbetreut werden. Auf dieser Spezialstation werden in erster Linie die überlebenswichtigen Vitalfunktionen wie Blutdruck, Herz-Kreislauf, Atmung stabil gehalten. Das Abhalten von Stress und Schmerzen wird ebenfalls als bedeutungsvoll angesehen. In der sogenannten Schockphase, die einige Tage andauert, werden die Patientinnen und Patienten stark sediert und kontrolliert beatmet, um die Vitalfunktionen zu überwachen und Veränderungen sofort zu erkennen. Das Hauptziel der Therapie in den ersten Tagen ist die ausreichende Versorgung des Gehirns mit Sauerstoff und Nährstoffen, um den Grad der Schädigung so klein wie möglich zu halten.

In unmittelbarer Folge bringt das apallische Syndrom erhebliche Einschränkungen und Behinderungen mit sich. Diese müssen durch die medizinischen und pflegerischen Tätigkeiten stabilisiert werden. Zu diesen Defiziten zählen unter anderem der erhöhte Muskeltonus sowie Inkontinenz, Schluckstörungen und Mangelernährung. Pflegerische Tätigkeiten in diesen Feldern sind die Anlage einer Kanüle in der Luftröhre zur Sicherung der Atmung, sowie das Implantieren einer PEG-Sonde, wobei eine Verbindung durch die Bauchdecke zum Magen zur Sicherstellung der Ernährung angelegt wird (Verband für Schädel-Hirnpatienten in Not, 2014, abgerufen am 08.06. 2016).

Hat sich der Zustand der Patientin oder des Patienten gebessert, kann die oder der Betroffene in einer Langzeitpflegeeinrichtung oder zu Hause durch die Angehörigen versorgt werden. Durch Therapieangebote von Physio-, Ergo- und Musiktherapie sowie Logopädie wird versucht, eine stetige Besserung zu erreichen. Mit der Basalen Stimulation® leistet auch die Pflege einen essenziellen Anteil. Hier wird der Patientin oder dem Patienten ein Sinnesreiz angeboten, wobei die Reaktion und Wirkung mittels seiner Atmung und Spastik beobachtet wird (Wehner, 2016, abgerufen am 08.06.2016).

Die Therapie des apallischen Syndroms beginnt mit sofortigen überlebensnotwendigen Versorgungsmaßnahmen am Unfallort. Dort und in späterer Folge auf der Intensiv- oder Spezialstation wird sichergestellt, dass der Grad der Schädigung kein größeres Ausmaß nimmt und die Patientin oder der Patient überlebt. Anschließend werden die Komplikationen und Behinderungen, welche das Krankheitsbild mit sich bringt, durch die Medizin und Pflege behandelt. Befinden sich die Betroffenen in einem stabilen Zustand, so können sie in häusliche Pflege und Therapie entlassen werden. Während der Zeit der Rehabilitation kann es aufgrund der durch das apallische Syndrom hervorgerufenen Einschränkungen zu Komplikationen kommen, welche das Leben der Patientinnen und Patienten massiv gefährden. Im folgenden Kapitel wird ein Auszug über diese gegeben.

2.7 Komplikationen

Schon während der Zeit auf der Intensivstation oder während der Frührehabilitation können erhebliche Probleme und Komplikationen auftreten. Oft sind die Patientinnen und Patienten sehr instabil und es kommt zu krisenhaften Schwankungen des Kreislaufs. Verstopfung, Durchfall oder Erbrechen sowie Mangelernährung und Austrocknung führen zu Kreislaufschwäche, Thrombosen oder offenen Stellen an der Körperoberfläche. Aufgrund der Schluckstörung und dem damit verbundenen herabgesetzten Schutzreflex neigt die Person zur Aspiration, das bedeutet, dass Fremdkörper wie Flüssigkeiten oder Essensreste in die Luftröhre gelangen. Dies kann zu Sauerstoffmangel, Lungenentzündung, Ersticken und im schlimmsten Fall zur Sepsis führen. Auch aszendierende, sprich aufsteigende, Infektionen im Urogenitaltrakt, welche später zu einer Urosepsis führen, sind keine Seltenheit. Im Bereich der Extremitäten kommt es oftmals zu spastischen Haltungen und Kontrakturen. Oftmals weisen die Patientinnen und Patienten Dekubiti an Oberschenkel, Steiß und Hinterkopf auf. Aber auch Thrombosen und Embolien sind mögliche Komplikationen, welchen Personen mit apallischem Syndrom ausgesetzt sein können (Nydahl, 2011, S.12).

Es darf nicht vergessen werden, dass die Patientinnen und Patienten sich in einem sehr instabilen Zustand befinden. Sie gelten genauso wie jede andere erkrankte Person, welche sich auf einer Intensivstation befindet, als Risikopatientinnen und Risikopatienten. Durch geeignete Prophylaxen und medizinische Interventionen können solche Komplikationen weitestgehend vermieden werden.

3 Ausgewählte Ansätze der Versorgung

In den folgenden Kapiteln werden die Konzepte Bobath Kinästhetik und das Affolter-Modell vorgestellt. Dabei wird Bezug auf ihre Entstehung und Herkunft, ihren Zweck und deren Anwendung bei Patientinnen und Patienten mit apallischen Syndrom genommen.

3.1 Bobath-Konzept

Das Bobath-Konzept ist ein durch Berta und Karel Bobath in den 1940er Jahren geschaffener interdisziplinärer therapeutischer Ansatz zur Versorgung von Patientinnen und Patienten mit Störungen in der Bewegung, Haltungskontrolle und Funktion, ausgelöst durch eine Beeinträchtigung des Zentralnervensystems (Wied, & Warmbrunn, 2012, S. 148).

3.1.1 Entstehung und Herkunft

Schon sehr zeitig entdeckte Berta Bobath den Gefallen an Gymnastik, Tanz und Musik. Ihre Eltern ermöglichten ihr den Besuch der Anna-Herrmann Schule in Berlin, wo sehr viel Wert auf Ausdruckstanz im Sportunterricht gelegt wurde. Durch das Erkennen des Zusammenhangs zwischen Geist, Körper und Seele wurde der Individualismus gestärkt. Die Bewegungen wurden mit der Atmung in Zusammenhang gebracht, und die Verbindung zwischen dieser und der Stimme wurde erforscht. Die Hingabe zum Ausdruckstanz und die Kooperation mit Elsa Gindler, welche an der Anna-Hermann Schule unterrichtete, hatten einen großen Einfluss auf Berta Bobath. An der Schule wurde ihr vermittelt, keine festen Übungen nachzuturnen, sondern die Beziehung zwischen Geist, Seele, Bewegung und Haltung herauszufinden. Auf diese Weise wurde ihr die Bedeutung von Empfinden und Fühlen vermittelt. Diese Aspekte finden sich bis heute im Bobath-Konzept wieder. Im Jahre 1941 heiratete sie Karel Bobath in London. Dieser hatte Medizin studiert und war ebenso ins Vereinigte Königreich immigriert, da beide jüdischer Abstammung waren. Berta Bobath versorgte Patientinnen und Patienten mit pflegerischer Gymnastik in verschiedensten Krankenhäusern. Ihre Versorgung beinhaltete die

Persönlichkeit des Menschen, das bewusste Empfinden für Bewegungen und eine ganzheitliche Sichtweise. Berta Bobath stellte im Zuge ihrer Arbeit fest, dass eine Spastik beeinflusst werden kann (Friedhoff, & Schieberle, 2007, S.5). Unter Spastik wird der erhöhte Muskeltonus verstanden, welcher zu einer zügellosen Kontraktion der Muskulatur führt (Warmbrunn, & Wied, 2012, S.775).

Sie gab sich beispielsweise mit der Halbseitenlähmung nach einer Schussverletzung des Kopfes nicht zufrieden. Ihr war wichtig, auch die gelähmte Seite in die Pflege miteinzubinden und nicht nur kompensatorisch zu behandeln. Dies veröffentlichte Berta Bobath zu einer Zeit, als noch kein neurologischer Forschungsstand, der eine Erklärung zugelassen hätte, vorhanden war. Erst einige Jahre danach wurden ihre empirischen Erkenntnisse, also auf Erfahrung beruhenden Feststellungen, durch aktuelle Aussagen belegt. Zu Beginn der 30er Jahre ging man neurowissenschaftlich von einer hierarchischen Anordnung des Gehirns aus. Das Großhirn, oder auch Kortex genannt, regelt alle untergeordneten Zentren wie Stammhirn, Mittelhirn, Zwischenhirn und Kleinhirn. Kommt es also zu einer Störung des Kortex, können die untergeordneten Zentren keine Anordnungen mehr erhalten und somit auch ihren Aufgaben nicht nachkommen. Auf diesen Annahmen basierend entwickelten sich therapeutische Ansätze und Gedanken. Da die Spastik als Reflex betrachtet wurde verlegte man sich auf reflexhemmende Lagerungen und Interventionen, um der Spastik entgegenzuwirken. Dieser Art der Behandlung und Betreuung widersprach Berta Bobath und wurde von ihr auch nicht gelehrt. Zu jener Zeit bezog sich der Wissensstand auf die Reflexhemmung. Berta Bobath war es jedoch stets wichtig, die Patientin oder den Patienten in der Gesamtheit zu betrachten und sie oder ihn in die Therapie einzubetten. In den darauffolgenden Jahren hat sich die Neurowissenschaft enorm weiterentwickelt. Mit den neuen Erkenntnissen über das Gehirn entstanden auch neue Therapieansätze und Herangehensweisen. Nichts desto trotz blieb die Kernaussage des Konzepts aufrecht. Der Muskeltonus ist beinflussbar, und über die Kenntnisse von physiologischen, sprich normalen Bewegungen, lassen sich Handlungsabläufe durch die Verbesserung der Wahrnehmung neu erlernen. Im Jahre 1951 eröffnete Berta Bobath gemeinsam mit ihrem Gatten ein Versorgungszentrum für Jugendliche und Kinder mit zentralen Bewegungsstörungen. Dort wurden Patientinnen und

Patienten mit teils schwersten Behinderungen behandelt. Es gelang Berta Bobath, den hohen Tonus zu verringern, sodass die Kinder durch die Angehörigen leichter gepflegt werden konnten. Außerdem bildete sie Physiotherapeuten nach ihrem Konzept aus (Friedhoff, & Schieberle, 2007, S.5-6).

Berta Bobath wurde schon früh von ihren Interessen geprägt, welche schlussendlich einen großen Anteil zur Entstehung des Konzepts beitrugen. Ihr Konzept, obwohl es bereits in den 40er Jahren erarbeitet wurde, hielt sämtlichen Erneuerungen in der Neurowissenschaft stand und wird immer noch in der Pflege von Patientinnen und Patienten mit neurologischen Defiziten angewendet.

3.1.2 Zweck des Konzeptes in der Pflege

Die Grundidee des Bobath-Konzeptes ist, dass verlorene Gehirnfunktionen von intakten und gesunden Regionen des Gehirns durch andauernde therapeutische Förderung übernommen werden können. Dementsprechend sieht die Anwendung des Konzeptes vor, über geführte Bewegungsabläufe die Eigenaktivität der Patientinnen und Patienten zu provozieren und zu fördern. Diese Förderung soll in alltäglichen Handlungen möglichst oft durchgeführt werden, um so das Wiedererlernen der Mobilität zu bewirken (Hitzler, Leuschner & Mücher, 2013, S.19).

Zu Beginn der Rehabilitation spielt das Pflegepersonal eine essenzielle Rolle, da sich zu diesem Zeitpunkt hauptsächlich das Personal der Gesundheits- und Krankenpflege um die Patientin oder den Patienten kümmert. Die Physiotherapie hingegen ist nur über kurze Augenblicke anwesend. Deshalb sollte sich der Umgang des Pflegepersonals mit der Patientin und dem Patienten von dem durch die Physiotherapie kaum unterscheiden. Besteht darin ein Unterschied, so kann die Betroffene oder der Betroffene neu erlernte Bewegungen weder beibehalten noch ins tägliche Leben übertragen. Durch die spezielle Lagerung beim Sitzen oder im Bett können durch die Pflege abnorme Haltungsmuster verhindert werden. Mit der Erkenntnis, dass das Lagern einen großen Einfluss auf einen positiven Therapieausgang hat, ging von Seiten der Therapeuten die Intention zur Schulung von Pflegepersonal aus, um das Bobath-Konzept in den pflegerischen Alltag zu implementieren (Dammshäuser, Jacobs, & Polak, 2004, S.149)

Aus obenstehendem Beitrag wird ersichtlich, worauf das Konzept von Bobath abzielt. Verlorengegangene Funktionen sollen durch andauernde Förderung von gesunden Regionen im Gehirn wiedererlangt werden. Die Implementierung des Konzeptes ging nicht von Pflegeseite sondern von Seite der Physiotherapie aus. Sie erkannte, dass es von essenzieller Bedeutung ist, dass die Pflegekräfte die Patientinnen und Patienten auf Basis des gleichen Konzeptes betreuen, um Therapierfolge zu erzielen.

Im pflegerischen Bereich dient das Bobath Konzept zur Verbesserung motorischer Abläufe in den Aktivitäten des täglichen Lebens, wie zum Beispiel bei Nahrungsaufnahme, Waschen und Ankleiden, Lagerung und Mobilisation oder dem Toilettengang. All dies wird mit den Grundprinzipien des Bobath-Konzeptes durch die Gesundheits- und Krankenpflegerin oder dem Gesundheits- und Krankenpfleger durchgeführt. Das bedeutet:

- physiologische Bewegungsabläufe anzubahnen, damit die Patientin oder der Patient verlorene Abläufe wiedererkennen und neu erlernen kann.
- den Haltungstonus der Muskulatur zu stabilisieren. Bei geringer Aktivität soll die Muskulatur gefördert werden, ist die Aktivität jedoch erhöht muss diese verringert werden.
- zuletzt soll die Wahrnehmung und Empfindung des eigenen Körpers der Patientin oder des Patienten verbessert werden.

Die Pflege und Versorgung nach dem Bobath-Konzept findet optimalerweise im selben Augenblick wie die Reorganisation des Nervensystems statt. Denn ohne die Möglichkeit des Zentralnervensystems, auf die Sensibilität zuzugreifen, um sie zu analysieren, ist auch die Anpassung der Muskelaktivität für die anschließende Bewegung nicht möglich. Das bedeutet, dass ohne den passenden Tonus kein normaler Bewegungsablauf nach den oben genannten Merkmalen möglich ist (Dammshäuser et al., 2004, S.151).

In der Pflege werden Patientinnen und Patienten mit sehr unterschiedlichen Schädigungen des zentralen Nervensystems behandelt. In der heutigen Zeit werden weitaus mehr Menschen mit Hemiplegien, also mit Halbseitenstörungen, behandelt als früher. Sie benötigen einen hohen pflegerischen Aufwand. Im Pflegealltag ist es demnach essenziell, Aktivitäten in den kleinsten Anteilen zu verbessern und Bewegungen anzubahnen, auch wenn die Patientin oder der Patient den Großteil des Tages im Bett verbringt. Andere Erkrankte wiederum können bereits sitzen und sollen in ihrer Autonomie gefördert werden. Die Pflegenden müssen die Hauptprobleme und individuell verbliebenen Fähigkeiten der Patientinnen und Patienten erkennen und diese entsprechend im Alltag einsetzen (Dammshäuser et al., 2004, S.152-153).

3.1.3 Anwendung bei Patientinnen und Patienten mit apallischem Syndrom

Es ist für die betroffene Person, da sie nicht dazu in der Lage ist, Bewegungen willentlich und orientiert zu gestalten bei pflegerischen Handlungen wie Waschen, Umsetzen oder Anziehen nicht möglich mitzuwirken. Durch Stimulierung der Muskelaktivität sollte es möglich gemacht werden, Willkürmotorik auszuführen. Dafür wird in kleinen Schritten die Bobath-Therapie kontinuierlich angewendet, wie beispielsweise beim Wenden im Bett oder beim Aufstehen. Anfangs ist den Patientinnen und Patienten eine willkürliche Teilnahme an der Aktion nicht möglich. Daher wird versucht, die Aktivität der Muskeln durch automatische Bewegungsmuster zu provozieren. Dazu zählen besonders das Aufstehen gegen die Schwerkraft und das Auslösen von Gleichgewichtsreaktionen. Diese Bewegungsmuster sollen durch eindeutige und ruhige Unterstützung durch die Hände der Gesundheits- und Krankenpflegerin oder des Gesundheits- und Krankenpfleger vermittelt werden. Sanfte und möglichst wenige Worte unterstützen den Ablauf des Verstehens besser als ständige Anweisungen an die Patientin oder den Patienten durch die Pflegeperson. Dabei wird durch die betreuenden Person genau beobachtet, ob sich eine gezielte Reaktion wie eine Muskeltonus-Minderung zeigt. Sollte dies der Fall sein, wird das gesamte interdisziplinäre Team davon in Kenntnis gesetzt, damit diese Reaktion folglich konsequent durch alle Beteiligten gefördert werden kann. Zwischen den Therapieangeboten benötigen die Patientinnen und Patienten immer wieder Ruhephasen. Die therapeutische Behandlung sollte zu Zeitpunkten angewendet werden, zu denen die Patientinnen und Patienten maximal wach und ausgeruht sind. Es empfiehlt sich, die Behandlung nach einer Liegezeit anzusetzen. Schließlich sollte die zu behandelnde Person im Rollstuhl mobilisiert werden, um das Niveau der Aktivität für eine bestimmte Zeitspanne aufrecht zu erhalten (Nydahl, 2011, S.147-149).

Maßnahmen seitens der Pflege werden im Bobath-Konzept unter dem Gesichtspunkt der Aktivierung von alltäglichen Bewegungs- und Handlungsmustern angewandt. Die Patientinnen und Patienten besitzen weder Willkürmotorik noch sind sie in der Lage sich verbal äußern. Somit ist die oder der Pflegende darauf angewiesen, die Probleme und die Bewegungsfähigkeit anhand von aktivierenden und passiven Bewegungen zu prüfen. Als Muster zur Kontrolle gelten normale Mobilitätsabläufe. Wichtige Fragestellung für die Pflege während der Betreuung durch das Bobath-Konzept sind wie folgt: Reagiert die Patientin oder der Patient auf Ansprache und Berührung? Gibt es durch die betroffene Person eine Unterstützung beim Drehen und Anziehen? Während der Pflegehandlungen beobachtet die pflegende Person die Aufmerksamkeit, Muskelspannung, die Sensibilität und die Reaktionen auf passive Bewegung. Die Pflegekraft sollte für die weitere Betreuung ihre Erkenntnisse den Befunden anpassen und die Patientinnen und Patienten anhand ihrer Ressourcen immer wieder auffordern, sich aktiv an der Therapie zu beteiligen. Im Bobath Konzept werden alltägliche Aktivitäten wie Mobilisation, Zähneputzen und Anziehen auf Grundlage der normalen Bewegung möglichst aktivierend durchgeführt. Mit der Patientin oder dem Patienten wird dabei so gearbeitet, wie auch ein gesunder Mensch seinen Alltag gestaltet. Dabei ist es wichtig, dass die Pflegende oder der Pflegende darüber Bescheid weiß, wie man sich physiologisch gesund bewegt. Kann die Patientin oder der Patient diese Bewegung nicht selbstständig durchführen, wird sie oder er vom pflegenden Personal geführt. Dabei wird die Bewegung so ausgeführt, dass die beanspruchte Muskulatur entsprechend der normalen Funktion arbeitet. Entgegen der pflegerischen Gewohnheit, die Patientin oder dem Patienten über jede Aktion aufzuklären, werden im Bobath-Konzept die Schritte nonverbal gesteuert. Die pflegerischen Interventionen nach Bobath werden nach Möglichkeit jeweils nur durch eine Pflegende oder einen Pflegenden durchgeführt, da die betroffenen Patienten in ihrer Aufnahmefähigkeit verlangsamt sind und enorme Schwierigkeiten bei der Reizverarbeitung haben. Bei diesem Konzept entscheidet sich stets nach einer Befundaufnahme der Ansatz der weiteren Behandlung. Pflegende, die die Patientin oder den Patienten beobachten, klären folgende Fragen: Wann erscheint sie oder er am wachsten? Wie lange kann sie oder er die Aufmerksamkeit aufrechterhalten? Reagiert die Person auf Berührung? Welche Körperteile lassen sich gut oder schlecht bewegen? Entsprechend diesen Beobachtungen werden die Bewegungen angepasst. Bei der Pflege von Wachkomapatientinnen und Wachkomapatienten muss dennoch vom gesunden Menschen differenziert werden. Eine gesunde Person duscht stehend. Die Körperpflege bei Personen mit apallischem Syndrom erfolgt im Bett beziehungsweise kann je nach Grad der Wachheit und Aktivität im Sitzen durchgeführt werden. Auch im Bereich der Mobilität gibt es erhebliche Unterschiede. Ein gesunder Mensch kann mit seinen Extremitäten weite Bewegungen ausführen, ohne sich zu verletzen, da die Muskulatur die Aktivität ausführt. Bei Patientinnen und Patienten im Wachkoma, die zumeist eine Lähmung aufweisen, fehlt dieser Schutz. Auch beim Liegen im Bett besteht für die Gesunde oder den Gesunden die Möglichkeit, sich bei Unbequemlichkeit umzulegen. Diese Handhabe gilt nicht für den Menschen im Wachkoma. Neben der therapeutischen Pflege muss die Gesundheits- und Krankenpflegerin oder der Gesundheits- und Krankenpfleger auch die Pflege der Prophylaxen beachten und durchführen. Dazu zählen zum Beispiel Dekubitus, Pneumonie oder Kontrakturprophylaxen. Längeres Liegen in einer Position kann für die Patientinnen und Patienten auch zu Schmerzen führen, deren unmittelbare Folge der Anstieg der Muskelspannung ist und sich kontraproduktiv auf das Behandlungsziel auswirkt (Nydahl, 2011, S. 129-131).

Grundsätzlich ist das Bobath-Konzept für die Physiotherapie gedacht. Doch bei der Pflege und Betreuung von Patientinnen und Patienten mit Hirnschäden bedarf es einer 24 Stunden Betreuung. Da die Physiotherapie jedoch in den meisten Fällen nur wenige Stunden pro Tag die betroffenen Personen betreut, während die Pflege ununterbrochen anwesend ist, ist es notwendig, dass auch die Pflege die Betreuung unter dem Aspekt des Bobath-Konzeptes übernimmt. Ziel ist es mit den vorhandenen Ressourcen der Patientinnen und Patienten verlorengegangene Fertigkeiten wiederzuerlangen und die Person dazu zu animieren, Autonomie in ihren Bewegungen zurückzugewinnen. Sollte dies nicht möglich sein, kann die Pflegeperson, sofern sie das Konzept nach Bobath erlernt hat, mit kleinen und geführten Hilfen die betroffene Person in die richtige Richtung führen. Diese Art der Arbeit kann bei alltäglichen pflegerischen Interventionen zu jeder Zeit durchgeführt werden und bedarf zudem keines großen Zeitaufwands. Das passive und aktive Bewegungstraining nach Bobath durch Pflege oder Physiotherapie sollte jedoch zu einem Augenblick stattfinden, zu dem die Patientinnen und Patienten am wachsten sind. Wichtig ist dabei, dass nur eine Person die Aktivität durchführt. Während der Betreuung sollte die Pflegende oder der Pflegende darauf achten, wie die Patientin oder der Patient auf das Angebot reagiert. Sollte eine positive Reaktion in Form von nachlassendem Muskeltonus oder Kommunikationsaufbau auftreten, so muss an diesem Ansatz festgehalten werden. Auch die übrigen Pflegenden und Therapeuten, die in die Betreuung eingebunden sind, müssen darüber in Kenntnis gesetzt werden, sodass dieser Ansatz verfolgt und weiter gefördert werden kann. Neben der therapeutischen Pflege darf aber auch nicht auf die grundlegende Pflege vergessen werden. Vor allem muss man die Prophylaxen im Auge behalten. Wie bereits im Kapitel 2.6 beschrieben sind Patientinnen und Patienten einer Menge Komplikationen, die das Krankheitsbild des apallischen Syndroms mit sich bringt, ausgesetzt. Es ist zu unterstreichen, dass die Betreuung von Patientinnen und Patienten auf Basis des Bobath-Konzeptes sehr vielseitig einsetzbar ist.. Genau deswegen kann es nicht nur einmal täglich von Physiotherapeuten durchgeführt werden sondern benötigt auch die Unterstützung durch Angehörige des Pflegeberufes. Neben dem Bobath-Konzept findet auch das Konzept der Kinästhetik in der Betreuung von Patientinnen und Patienten im Wachkoma Anwendung. Im folgenden Kapitel wird dessen Entstehung, Zweck und Anwendung beim Krankheitsbild des apallischen Syndroms beschrieben.

3.2 Kinästhetik

Die Kinästhetik ist ein von Frank Hatch und Linda Maietta beschriebenes Konzept, das die Grundlagen der Bewegungsempfindung mit Bewegungsanweisungen verknüpft (Wied & Warmbrunn, 2012, S. 468).

3.2.1 Entstehung und Herkunft

Grundlage zur Entwicklung des Konzepts durch Hatch und Maietta war das Studium der Veraltenskybernetik. Der Begriff der Kybernetik kann auch als Wissenschaft der lebenden Systeme bezeichnet werden. In den 80er Jahren entwickelte sich daraus das Konzept der Kinästhetik. Besonders bei Angehörigen des Pflegeberufes entstand ein großes Interesse an dieser Methode (European Kinaesthetics Association, abgerufen am. 1.06.2016).

Im Jahre 1972 begann Hatch die Entwicklung des Konzeptes. Durch die Beachtung kybernetischer Aussagen analysierte er die Art und Weise der menschlichen Bewegung im Alltag. Dabei stellte er sich die Frage, wie sich die Art der Bewegung auf die soziale, gesundheitliche und geistige Entwicklung auswirkt. 1974 stieg Dr. Lenny Maietta in die Forschung ein. In dieser Phase der Entwicklung konzentrierte man sich auf die breite Anwendung der Methoden (Steinbach & Donis, 2011, S.194).

Anfangs wurde die Kinästhetik von Gesundheits- und Krankenpflegerinnen und Gesundheits- und Krankenpflegern nicht als Beitrag zur Gewinnung und Erhaltung der Gesundheit von Patientinnen und Patienten verstanden. Vielmehr erhofften sich die Angehörigen des Pflegeberufes die Reduzierung von eigenen Rückenbeschwerden, bedingt durch die Arbeit in der Pflege. Zwischen 1994 und 1997 wurden Studien mit Absolventen eines Kinästhetik Grundkurses durchgeführt. Diese ergaben, dass bei 70% der Probandinnen und Probanden das Auftreten von Abnützungen und Schmerzen des Rückens durch Anwendung der Hebe- und Tragetechniken aus dem Grundkurs, deutlich verringert werden konnten. Für Hatch und Maietta war diese Erkenntnis eine Überraschung. Es war ihnen zwar ein Anliegen, die Pflegerinnen und Pfleger zu entlasten, doch eigentlich lag das primäre Augenmerk darauf, eine Methode zu entwickeln, die einen Beitrag zur Förderung der Gesundheit und der Fähigkeiten der Patientinnen und Patienten leistet. Es dauerte einige Jahre, bis die Methoden der Kinästhetik durch Pflegerinnen und Pfleger als effektive Möglichkeit und Hilfestellung zur Entwicklung der Gesundheit von Patientinnen und Patienten gesehen wurden (Hatch & Maietta, 2003, S. XV).

Es ist offensichtlich, dass das Konzept der Kinästhetik vorerst aus einem ganz anderen Gedanken heraus entwickelt wurde, als es in Folge von den Pflegerinnen und Pflegern eingesetzt wurde. Als Konzept zur Förderung der Möglichkeiten zur Erlangung der Gesundheit der Patientinnen und Patienten entwickelt, wurde es von den Mitarbeiterinnen und Mitarbeitern der Pflege als Methode zur Reduktion von Verletzungen und Schmerzen beim Arbeiten mit den Betroffenen verstanden. Erst in den letzten 20 Jahren wurde auch der kurative Ansatz für die Patientinnen und Patienten verstanden. Dieser wird im folgenden Kapitel näher ausgeführt.

3.2.2 Zweck in Pflege

Der Grundgedanke der Kinästhetik ist die Beschreibung, Analyse und Verbesserung der Bewegungsfähigkeit, die die notwendigste Voraussetzung jeglicher menschlicher Aktivität ist. Als essenzielles Lernmittel gilt die Kommunikation durch Bewegung und Berührung. Der Inhalt und Zweck der Kinästhetik ist das Bewusstwerden der einfachsten Muster der Bewegung des Menschen durch die Patientin oder den Patienten. Diese Bewegungsmuster sind harmonisch-fließend, ästhetisch und es bedarf nur eines geringen Kraftaufwands. Die Bewegungen verlaufen im ständigen Wechsel von Anspannung und Entspannung der Muskeln und fließen durch den gesamten Körper. Sie fördern die Prozesse der Wahrnehmung, unterliegen den anatomischen Gesetzen des Körpers und unterstützen die aktive Kontrolle der Bewegung (Steinbach & Donis, 2011, S.194).

Auf sechs verschiedenen Bereichen basierend lehrt das Konzept physiologische Bewegungsgrundlagen und die Beziehungen menschlicher Mobilität. Das Verstehen und die Anwendung dieser sechs Bereiche unterstützt die Pflegerinnen und Pfleger bei der Erkennung von Mobilitätsressourcen, der sinnvollen Gestaltung von Bewegungsaktivitäten bei der Mobilisation und der Eigenwahrnehmung während der Bewegung (Wied & Warmbrunn, 2012, S. 468).

Das Konzept der Interaktion basiert auf dem Grundgedanken, dass die Pflegepersonen mit den Patientinnen und Patienten interagieren. Die Kinästhetik ist neben dem Monitoring ein geeignetes Hilfsmittel zur Beobachtung der betroffenen Personen. Sie ist ein Signalgeber für Angst, Stress und Überforderung. Patientinnen und Patienten, die sich unsicher fühlen, wennl beispielsweise der Bewegungsablauf als zu schwierig oder zu schnell empfunden wird, verkrampfen sich und erhöhen die Muskelspannung. Eine Pflegeperson, die mit dem kinästhetischen Konzept der Interaktion vertraut ist, nimmt diesen Widerstand wahr und adaptiert den gemeinsamen Bewegungsablauf. Ebenso wie auf den Körper des Gegenübers zu achten, ist die Krankenpflegerin oder der Krankenpfleger darauf bedacht, auf den eigenen Körper zu hören. Anstrengung, Zeit und Raum sind in der Kinästhetik essenzielle Bewegungselemente, die in einer Verbindung stehen. Muskuläre Anstrengung und Schmerzen können demzufolge durch adäquate Bewegungsgeschwindigkeit (Zeit) oder durch Gewichtsverlagerung (Raum) reduziert werden. Das Konzept der Funktionalen Anatomie arbeitet mit dem Verständnis, dass die Aufgabe der Knochen im Tragen von Gewicht besteht, dass aber auch Muskeln diese Aufgabe für kurze Zeit übernehmen können. In diesem Konzept wird gelehrt, die Anatomie effektiv zu nutzen. Das Gewicht lässt sich über die Knochen ableiten, die Folge ist, dass die Muskulatur von Haltearbeiten befreit ist und diese somit besser für Bewegung benutzt werden kann. Das Konzept teil den Körper in sieben Massen (Becken, Brustkorb, Kopf und vier Extremitäten) und sechs weiteren Zwischenräume (Taille, Hals, zwei Leistenbereiche und zwei Achselhöhlen). Die Zwischenräume sind die Gewährleistung der Mobilität der Massen und verbinden die Bewegung von einer Masse zur nächsten. Werden die Zwischenräume durch Pflegerin oder Pfleger blockiert, so wird das Zusammenspiel gestört. Das Konzept der menschlichen Bewegung besagt, dass die Belastung für Patientinnen und Patienten sowie für die Pflegepersonen reduziert werden kann, wenn es die erkrankte Person schafft, mithilfe von Haltungsbewegungen Gewicht auf die Massen zu leiten. Ist es der Pflegenden oder dem Pflegenden möglich zu erkennen, welche Strategien zur Bewegung die Patientin oder der Patient einsetzt, können sie diese effektiv fördern und unterstützen, sodass sie als Ressource für die Patientin oder den Patient gelten. Patientinnen und Patienten verwenden aufgrund der Einfachheit oftmals parallele Bewegungsmuster. Von parallelen Bewegungsmustern spricht man, wenn die Person die Ausführung der Bewegung symmetrisch absolviert. Dies benötigt jedoch mehr Kraftaufwand. Sollte die Kraft der betroffenen Person nicht ausreichen, so steigt die Belastung sowohl für die Person selbst als auch für die betreuende Pflegerin oder den betreuenden Pfleger. Die Verwendung von spiraligen und asymmetrischen Mustern bedarf zwar einer anspruchsvolleren Koordination, sie bringt jedoch den Vorteil mit, dass weniger Muskelkraft nötig ist, und der Bewegungsablauf somit zunehmend selbst durchgeführt werden kann. Hinter dem Konzept der Anstrengung versteht man in der Kinästhetik, dass körperliche Anstrengung mit den beiden Qualitäten Drücken und Ziehen modifiziert werden kann. Die Kombination dieser beiden Qualitäten ermöglicht es, die Anstrengung zu dosieren. Besonders spiralige Bewegungen profitieren davon. Einen erheblichen Beitrag dazu leisten die Extremitäten. Beine und Arme unterstützen die Massen, während einer Bewegung in eine Richtung zu gehen. Grundidee des Konzeptes ist es, die Patientinnen und Patienten aktiv zum Drücken und Ziehen anzuleiten, um Brust und Becken mit weitaus weniger Anstrengung zu bewegen. Im Konzept Menschliche Funktion wird gelehrt, dass es essenziell ist, eine geeignete Position einzunehmen. Sie gilt dann als geeignet, sobald sie für eine längere Zeitspanne beibehalten und beweglich gestaltet werden kann. Zahlreiche Aktivitäten im Alltag und in der Pflege erfordern es, eine längere Zeit in einer Position auszuharren, so zum Beispiel das Stehen am Bett der Patientin oder des Patienten. Hier wäre der Oberkörper, der lange Zeit vorgebeugt ist, des Öfteren zwischendurch aber vor allem vor und nach der Tätigkeit aktiv aufzurichten, um die Spannung in Muskel und Bindegewebe zu reduzieren. Im letzten Konzept, dem Konzept Umgebung, wird die Adaptierung der Umgebung in den Fokus gestellt. Dadurch lässt sich eine Menge an Belastung für den Knochenapparat des Menschen reduzieren. Bereits durch kleine Modifikationen wie das Verschieben oder Hochstellen des Bettes kann Raum für die Aktivität der Pflegeperson geschaffen werden. Somit kann die Krankenpflegerin oder der Krankenpfleger beim Ziehen und Drücken den Raum optimal nutzen und Kraft sparen. Des Weiteren ist ein guter Bodenkontakt sowohl für die Patientinnen und Patienten als auch für das Pflegepersonal unabdingbar (Roier, 2013, 148-159).

Mithilfe dieser sechs Konzepte versucht die Kinästhetik ein Angebot für Patientinnen und Patienten aber auch für die Pflege selbst zu schaffen. Ihr Ziel ist es, die Ressourcen des Menschen zu erkennen und diese so zu fördern, dass ein Bewegungsmuster möglichst kraft- und schmerzlos erarbeitet werden kann. Der Grundgedanke über jedem dieser Modelle ist das Kennen der Funktionsweise des Körpers, wobei als Schablone zu dieser Mobilität die Funktionsweise des eigenen Körpers dient. Was dies nun für Patientinnen und Patienten mit apallischem Syndrom bedeutet und wie das Konzept der Kinästhetik angewendet wird, beschreibt das folgende Kapitel.

3.2.3 Anwendung bei Patientinnen und Patienten mit apallischem Syndrom

Patientinnen und Patienten mit apallischem Syndrom ist es nicht oder noch nicht möglich, ihre materielle und soziale Umwelt zu verstehen. Sie sind jedoch in sämtlichen Remissionsphasen fähig, mit ihrem Körper an der pflegerischen und therapeutischen Interaktion teilzunehmen. Die betreuenden Personen kommunizieren mit der Person im Wachkoma durch Bewegungen und Berührungen, denn diese Methoden sind die grundlegenden und ältesten Medien der zwischenmenschlichen Beziehung. Pflegetätigkeiten ohne jegliche Berührung durchzuführen ist nicht vorstellbar. Grundsatz der Pflege ist es, Menschen, denen es unmöglich ist sich selbstständig zu mobilisieren, in ihrer Bewegungsfähigkeit zu unterstützen. Voraussetzung für diesen Auftrag ist jedoch, dass sich die Gesundheits- und Krankenpflegerin oder der Gesundheits- und Krankenpfleger der Grundlagen der physiologischen Bewegungsmuster bewusst ist und diese auch in das eigene Bewegungsverhalten implementiert. Um unterstützende Begleitung für die Patientinnen und Patienten zu gewährleisten, benötigen Pflegende neben der Fähigkeit zur nonverbalen Kommunikation die kinästhetischen Mittel zur Unterstützung. Mithilfe dieser Konzepte, die in Kapitel 3.2.2 erläutert wurden, wird jegliche pflegerische Handlung an der Patientin oder dem Patienten zur aktivierenden Therapie. Diese Aktivität zwischen der Person im Wachkoma und der betreuenden Pflegerinnen oder Pfleger ist immer individuell und einmalig. Es lässt sich keine Schablone kreieren, die auf jede Patientin oder jeden Patienten im apallischen Syndrom passt, denn Pflege, die ein gesundheitsförderndes Ziel verfolgt, benötigt eine Beziehung mit hohem Vertrauensgrad zwischen den beteiligten Parteien. Gibt es zu wenig Kenntnisse und Erfahrung im Bereich der Kinästhetik seitens der Pflegeperson, wird sie die Patientin oder den Patienten im Wachkoma unter Umständen auf die Bettkante heben, ohne sie oder ihn aktiv daran zu beteiligen. Eine solche einseitige Intervention ist aber nicht Ziel der Anwendung bei Erkrankten des apallischen Syndroms. Die Gesundheits- und Krankenpflegerin oder der Gesundheits- und Krankenpfleger überlastet sich körperlich und seelisch selbst, während die Patientin oder der Patient bei der Wiedererlangung seiner Selbstständigkeit nicht unterstützt wird. Somit erhält die Erkrankte oder der Erkrankte, wenngleich es durch die betreuende Person nicht so gewollt war, die Botschaft, dass sie oder er zu schwach sei. Dies hat zur Folge, dass die erkrankte Person vegetativ mit erhöhtem Speichelfluss oder zunehmendem Muskeltonus reagiert. Oftmals zeigt sich eine Angstmimik und die Patientin oder der Patient verliert die Motivation. Auf diese Weise wird jede pflegerische Intervention einseitig. Die Pflegeperson übernimmt alle Aktivitäten, und die oder der Erkrankte verhält sich lediglich passiv, wenngleich seine aktive Teilnahme möglich wäre (Steinbach & Donis, 2011, S.193-194).

Im Bereich der Pflege werden Patientinnen und Patienten im Wachkoma bei den Aktivitäten des täglichen Lebens unterstützt. Durch die Verwendung der kinästhetischen Konzepte sollen die betroffenen Personen mittels Bewegungsanleitung aktiv an der eigenen Tätigkeit beteiligt werden. Als Schablone für die Bewegungen gilt in der Kinästhetik die eigene Funktionsweise des gesunden Körpers. Somit ist es für die Gesundheits- und Krankenpflegerin und den Gesundheits- und Krankenpfleger möglich, die Patientinnen und Patienten im apallischem Syndrom so zu unterstützen, wie diese es selbständig tun würden. Die Kinästhetik soll nicht als Schule für eine leichtere Form der Arbeit dienen. Sie soll Gewissheit schaffen, wie sich Pflegende unter gleichzeitiger Vermeidung von Anstrengung gemeinsam mit Personen im Wachkoma bewegen können, und bei Patientinnen und Patienten Bewusstsein für Bewegungen im alltäglichen Leben zurückbringen (Steinbach & Donis, 2011, S.195-196).

Ähnlich wie im Bobath-Konzept versucht man in der Kinästhetik gemeinsam mit den Patientinnen und Patienten während alltäglicher Pflegehandlungen Bewusstsein für die selbstständige Bewegung wieder zu schaffen. Mithilfe der kinästhetischen Konzepte kann das passende Angebot für die betroffene Person gefunden und somit eine gute therapeutische Wirkung erzielt werden. Gleichzeitig gilt die Kinästhetik als nonverbales Mittel zur Kommunikation zwischen Patientinnen und

Patienten und dem Pflegeteam. Mittels vorliegender Konzepte kann die betreuende Person der oder dem Betroffenen vermitteln, wie die folgende Bewegung zu erfolgen hat. Ist die Person im Wachkoma nicht in der Lage, die Bewegung aktiv zu gestalten, so kann durch die Pflegeperson oder dem Therapeuten Unterstützung geleistet werden. Wichtig dabei ist auch hier, dass jeweils nur eine Pflegeperson ruhig und zielgerichtet mit der Patientin oder dem Patienten arbeitet. Dies vermeidet Stress und schafft eine gute Beziehung zwischen den Beteiligten. Schlussendlich besteht das Ziel darin, gemeinsam mit den Patientinnen und Patienten unter Berücksichtigung der eigenen Ressourcen eine Möglichkeit zu finden, Bewegung gemeinsam zu formen, Anstrengung zu vermeiden und Eigenaktivität und Selbstständigkeit in der Mobilität der Patientinnen und Patienten zu fördern. Ein weiterer Zugang zur Betreuung von Patientinnen und Patienten mit apallischem Syndrom ist das Affolter-Modell®. Dieses wird ebenfalls mit der Entstehung, dessen Zweck und der Anwendung bei Wachkomapatientinnen und Wachkomapatienten beschrieben.

3.3 Affolter-Modell®

Das Affolter-Modell wird als pädiatrisch-neurologisches Therapiekonzept gesehen. Es ist für die Behandlung von Patientinnen und Patienten mit neurologischen Defiziten jeden Alters geeignet (Post, 2001, S.24).

3.3.1 Entstehung und Herkunft

Die Entstehung des Affolter-Modells® geht eng mit der Biographie von Félicie Affolter einher. Die grundsätzliche Besonderheit der Vorgehensweise, die durch sie entwickelt wurde, ist die Verbindung zwischen der theoretischen Überlegung und ihrer Übernahme in das praktische Arbeiten. Durch ihre Arbeit mit sprachgestörten und gehörlosen Erwachsenen und Kindern entstand eine große Anzahl an Fragen bezüglich der Verhaltensstörung, auf die sie in der Literatur keine Antworten fand. Die Tatsache, dass sich taube Kinder gefühls- und erkenntnismäßig problemlos entwickeln, beeindruckte Affolter und setzte den Anstoß zur Erarbeitung ihres Modells. Anfangs unterrichtete sie als Lehrerin an der Taubstummenanstalt in Sankt

Gallen in einer Klasse hörgeschädigter Kinder und Sprachheilschüler. Zur selben Zeit beginnt Affolter mit dem Psychologiestudium in Genf bei Jean Piaget. Durch die Kombination dieser beiden Zugänge erhoffte sie sich Antworten auf die offenen Fragen. Auf Piagets Aufforderung hin führte sie neben der Arbeit mit den Sprachheilschülern auch Vergleichsuntersuchungen mit hörenden und gehörlosen Kindern durch. Die Ergebnisse dieser Arbeit unterstreichen die Hypothese, dass das Denken nicht von der gesprochenen Sprache und das Lernen nicht geradewegs von der Sprache ausgehen. Im Jahre 1951 ließ sich Affolter in Sankt Gallen beurlauben, um ihr Psychologiestudium fortzusetzen. Von 1951 – 1953 absolvierte sie in Heidelberg die Weiterbildung zur Gehörlosen- und Sprachheilpädagogin. In diesen Seminaren kam sie mit Werken und Ansichten der Gestaltpsychologie und Wahrnehmungspsychologie in Kontakt. Nach der Zeit in Heidelberg schloss sie in Genf ihr Studium ab und kehrte 1954 nach Sankt Gallen in die Taubstummenanstalt zurück, um dort eine Gehörlosenklasse zu betreuen. 1959, nach dem Studium der theoretischen und praktischen Arbeit mit gehörlosen Kindern, setzte sich Affolter intensiver mit sprachgestörten Menschen auseinander. Sie reiste in die Vereinigten Staaten von Amerika nach Minnesota, um dort Audiologie, Psychologie und Sprachpathologie zu studieren. Nach dem Abschluss im Jahre 1961 kehrt sie nach Sankt Gallen in die Schweiz zurück, um dort wieder eine Gehörlosenklasse zu betreuen. Des Weiteren untersuchte sie wöchentlich gehörlose Kinder und passte deren Hörgeräte an. 1962 gründete sie eine Abteilung zur Behandlung und Erfassung von hörgeschädigten Kleinkindern. Im Laufe der Jahre wurden immer mehr Kinder dieser Abteilung zugewiesen. Es waren dies nicht nur hörgeschädigte Kinder sondern auch Kinder mit schweren Sprachstörungen, wobei diese zwar hören konnten, jedoch aus einem nicht erklärbaren Grund an der Ausbildung der Sprache scheiterten. Dies war der Anstoß für Affolters eigene Forschungsarbeit im Jahr 1970. 1976 arbeitete sie neben ihrer Lehrtätigkeit an der Sonderschule für Kinder mit Wahrnehmungsstörungen an einem Entwicklungsmodell und dessen Einsatz in der Behandlung von Menschen mit Wahrnehmungsstörungen. Das Modell von Affolter wurde erstmals 1984 bei der Fortbildungsveranstaltung für Sprachheilpädagogik der Öffentlichkeit vorgestellt. Dabei wird versucht, nicht eindeutige Befunde zu klären und entsprechende Therapieansätze zu präsentieren. In den letzten Jahren kommt die Weiterentwicklung des Affolter-Modells® nicht zum Stillstand. Zu dieser Entwicklung zählen die Differenzierung der Abläufe zur Anamnese zum Geschehen, die Entstehung des Pflegerischen Führens oder auch die Beschäftigung zur Entwicklung der kommunikativen Leistung und Verbesserungen der Therapieeffekte (Hofer, 2009, S.13-17).

In obigem Auszug von Affolters Lebenslauf wird ersichtlich, dass sie stark von ihrer beruflichen Laufbahn beeinflusst und inspiriert war. Erst durch die Arbeit mit gehörlosen und sprachgestörten Kindern ergab sich für sie eine Fülle an Fragen, welche sie nicht beantworten konnte. Durch das Absolvieren verschiedener Studiengänge und Fortbildungen im Bereich Psychologie und Wahrnehmung aber auch aufgrund ihrer Reisen in die Vereinigten Staaten von Amerika konnte sie Antworten auf ihre Fragen finden und schließlich ihr Konzept entwickeln. Somit kann gesagt werden, dass nicht nur Affolter selbst zur Entwicklung des Konzepts beitrug, sondern auch verschiedenen Fortbildungen, von denen sie beeinflusst war, einen Anteil an diesem Konzept haben. Die Vorstellung und Idee des Modells wird im nächsten Kapitel näher erläutert.

3.3.2 Zweck

Die Arbeitsgemeinschaft für Probleme bei Wahrnehmungsstörungen (abgerufen am. 26.05.2016) geht davon aus, dass die Patientin oder der Patient das Gefühl zu ihrem oder seinem Körper und somit auch die Beziehung zu ihrer oder seiner Umwelt verlieren. Dies führt dazu, dass sie bestimmte Handlungsabläufe nicht mehr selbstständig ausführen können. An diesem Punkt setzt das Affolter-Modell® an. Der Körper der oder des Betroffenen wird durch die diplomierte Gesundheits- und Krankenpflegeperson oder einer Therapeutin oder Therapeuten in alltägliche Bewegungen und Stellungen geführt. Die Patientin oder der Patient kann durch diese Form der Therapie eine Beziehung zu ihrem oder seinem Körper und der Umwelt schaffen. Die Erneuerung des zentralen Nervensystems und der stetige Aufbau von akustischen, visuellen, kognitiven und motorischen Bereichen sowie die Rekonstruktion der Wahrnehmung werden als zentrale Ziele des Affolter-Modells® gesehen. Durch eine Vielzahl unterschiedlich gespürter Interaktionserfahrungen innerhalb der problematischen Alltagshandlungen wird ein stetig zunehmendes Wissen über den eigenen Körper und dessen Stellung in der Umwelt erworben. Die Patientinnen und Patienten erkennen und lernen die Zusammenhänge zwischen Ursachen und Wirkung, sie erlernen, Handlungen zu planen und diese auszuführen. Diese Erfahrungen des Spürens bilden die Grundlage und Wurzel der Entwicklung. Eine andauernde Ausweitung dieser Grundlagen führt zu Wissen und Erkenntnis und somit zu einer Erlangung einer verbesserten und neuen Entwicklungsleistung. Weder durch Hören noch durch Sehen kann die Umwelt verstanden werden. Es ist die Berührung, der direkte Kontakt und das Bewegen, die den Menschen Umwelt spüren und verstehen lassen.

Eine Verbesserung der Wahrnehmung wird durch das Unterstützen bei der Informationssuche in Alltagshandlungen angestrebt. Durch das Führen der Extremitäten und des Körpers versucht die Pflege gemeinsam mit den Patientinnen und Patienten nach gespürten Informationen zu suchen. Hier wird den Fragen nachgegangen, wie der Körper in Beziehung zur Umwelt steht und wie sich die Verbindung zwischen Gegenständen und Körper innerhalb einer Aktivität und Handlung verändert. Wie diese Erkenntnisse und Interventionen bei Patientinnen und Patienten mit apallischem Syndrom angewendet werden wird in folgenden Kapiteln beschrieben.

3.3.3 Anwendung bei Patientinnen und Patienten mit apallischem Syndrom

Die Hirnschädigung, die die Patientin oder der Patient erlitten hat, übt einen erheblichen Einfluss auf die Organisation des Gehirns und seine Wahrnehmung aus. Somit ist die Auseinandersetzung der betroffenen Person mit der Umwelt massiv beeinträchtigt. Dies ist am unangepassten Verhalten im Alltag ersichtlich. Die Patientinnen und Patienten sind nicht in der Lage, ohne Unterstützung den Aktivitäten des täglichen Lebens nachzukommen. Da die gespürte Auseinandersetzung mit der Umgebung nicht möglich ist, setzen die therapeutischen Interventionen bei Patientinnen und Patienten im apallischem Syndrom mit dem Ziel der Reorganisation an (Mäder, abgerufen am 14.06.2016).

Es ist essenziell, dass sich Patientinnen und Patienten mit der Umwelt auseinandersetzen. Reize müssen aufgenommen und verarbeitet werden, um schließlich adäquat darauf reagieren zu können. Durch die beiden Arten des Führens, dem einfachen Führen und dem pflegerischen Führen, wird versucht, nachfolgende Ziele zu erreichen. Das primäre Ziel liegt bei der Verbesserung der Informationsaufnahme und -vermittlung. Weitere Absichten sind die Informationsverarbeitung, das problemlösende Handeln und die Reorganisation des Gehirns. Die Intervention des einfachen Führens ist vor allem für Patientinnen und Patienten, welche bereits über ein Minimum an Eigenaktivität verfügen, geeignet. Die Pflegeperson gibt eine konkrete, aber nonverbale, Hilfestellung, um die Handlung oder Aktivität zu beginnen. Das einfache Führen soll als Ersatz zur verbalen Anleitung dienen. Während des Alltags auf einer Station gibt es genügend Möglichkeiten, um Probleme anhand des einfachen Führens zu lösen. Beispielsweise halten viele Patientinnen und Patienten den Kamm in der Hand, ohne ihn funktional einzusetzen zu wissen. In dieser Situation ergreift die Pflegeperson die Hand der Wachkomapatientin oder des Wachkomapatienten und führt diese mit dem Kamm zum Kopf. Ziel ist es, dass die betroffen Personen mithilfe der Pflegepersonen erlernen, ihre Probleme selbst zu lösen. Es ist wesentlich dabei zu berücksichtigen, dass während des Führens keine Kommunikation stattfindet, sodass sich die Betroffene oder der Betroffene auf das Spüren und das Geschehnis konzentrieren kann. Weiters muss darauf geachtet werden, dass die Gesundheits- und Krankenschwester oder der Gesundheits- und Krankenpfleger das Führen einstellt, sobald die betroffene Person beginnt, selbstständig die Aktivität zu übernehmen. Sobald jedoch die Patientin oder der Patient nicht mehr weiß, wie die Aktivität fortzusetzen ist, übernimmt wieder die betreuende Person die Fortführung der Tätigkeit.

Größtenteils werden Patientinnen und Patienten mit apallischem Syndrom pflegerisch geführt. Wie bereits erwähnt können Patientinnen und Patienten im Wachkoma ihre Umwelt nicht richtig spüren beziehungsweise die Reize nicht adäquat verarbeiten. Somit wissen sie nicht, wo sich ihre Umwelt befindet und wie ihr Körper in dieser Umwelt lokalisiert ist. Daraus resultiert, dass die Person im Wachkoma durch eine erhöhte Muskelspannung versucht, den eigenen Körper spürbar zu machen. Ziel beim pflegerischen Führen ist es, der Betroffenen oder dem Betroffenen dabei zu unterstützen, ihre oderseine Umgebung, die Unterlage des Bettes oder die Seitenbegrenzung, wieder spürbar zu machen, sodass sich die Körperspannung verringert. Während des pflegerischen Führens müssen die Patientinnen und Patienten nicht handeln, dies geschieht durch die Pflegeperson. Beispielsweise wird bei der Ganzkörperwäsche geführt gewaschen. Nach dieser Tätigkeit legt die Pflegeperson eine Hand der Patientin oder des Patienten aktiv auf die Unterlage, um die feste Umgebung deutlich zu machen. Die gleiche Aktivität wird mit der anderen Seite durchgeführt. Danach werden Hüfte und Gesäß der betroffenen Person leicht bewegt, sodass die Person spürt wo er sich in der Umwelt befindet. Durch solche Maßnahmen erfahren die Patientinnen und Patienten, wo sie sich befinden, und sie geraten nicht in Spannung oder Panik. Grundsätze des pflegerischen Führens sind, dass bei der Informationssuche beide Körperseiten berücksichtigt und gefördert werden. Auch hier soll nicht während sondern nur vor und nach der Aktivität mit der Person im Wachkoma gesprochen werden. Das Pflegerische Führen soll bei sämtlichen Aktivitäten des Alltags angewandt werden (Steinbach & Donis, 2011, S.188-191).

Das pflegerische Führen ähnelt im Grunde dem Arbeiten mit Menschen, die ein Bewusstsein jedoch keine motorische Aktivität aufweisen. Dennoch gilt es hierbei zu beachten, dass Patientinnen und Patienten im Wachkoma oft verzögert reagieren, und dass ihre Reaktionen nicht immer klar dem Auslöser zuzuordnen sind. Zudem kann der Muskeltonus als Schutzmechanismus für die Gelenke fehlen. Beim pflegerischen Führen müssen folglich diese Grundprinzipien strenger beachtet werden, um der Patientin oder dem Patienten keinen Schaden zuzufügen (Hofer, 2009, S.222-223)

Aus vorstehendem Absatz geht hervor, dass sich das Affolter-Modell® stark auf das Empfinden der Patientinnen und Patienten in der eigenen Umwelt konzentriert. Es wird davon ausgegangen, dass die erkrankten Personen nicht in der Lage sind, diese Umgebung wahrnehmen zu können. Durch das Führen in alltäglichen Situationen soll die Informationsfindung strukturiert werden. Das Gehirn richtet sich auf die Position des Körpers in der Umgebung aus. Beginnende Selbstständigkeit und Verhaltensänderung der Patientinnen und Patienten über längere Zeit in ähnlichen Situationen können als Zeichen der Wirksamkeit der Therapie angesehen werden. So wird versucht, das Bewusstsein, die Mobilität und die Selbstständigkeit in alltäglichen Situationen zu fördern, wodurch sich das

Hauptziel des Affolter-Modells® bei Patientinnen und Patienten mit apallischem Syndrom definiert. Wie bei den Konzepten Bobath und Kinästhetik ist auch hier wichtig, dass die Patientinnen und Patienten von einer einzelnen Gesundheits- und Krankenpfleger oder einem einzelnen Gesundheits- und Krankenpfleger betreut werden. Ebenso sollten überhastete und vorschnelle Handlungen aus Rücksicht auf die erkrankte Person vermieden werden. Denn auch hier führen Unruhe und Stress, ähnlich wie bei den vorherigen Ansätzen zur Versorgung, zu kontraproduktiven Reaktionen seitens der Patientinnen und Patienten, welche den Behandlungsverlauf behindern und verlangsamen.

4 Schlussfolgerung und Fazit

Im letzten Teil dieser Bearbeitung werden die wichtigsten Punkte zusammengefasst und auf die Forschungsfrage wird eingegangen. Zuletzt folgen das persönliche Fazit und ein Ausblick auf die Zukunft.

4.1 Conclusio

Vorliegende Bachelorarbeit hat sich damit beschäftigt, welche Gemeinsamkeiten die Versorgungsansätze Bobath, Kinästhetik und Affolter-Modell® haben, inwiefern sie sich unterscheiden, und ob sie Anwendung bei der Betreuung von Patientinnen und Patienten mit apallischem Syndrom finden.

Die drei Konzepte verbindet das Ziel, die Patientinnen und Patienten dazu zu bringen, die Autonomie in ihren Bewegungen wieder zu erlangen. In jedem der Ansätze wird versucht, in alltäglichen Situationen die Fähigkeiten, die die betroffenen Personen zum gesunden Zeitpunkt ohne Probleme durchführen konnten, durch kontinuierliche Aktivität und Training derart zu stimulieren, sodass die Bewegung als solche erkannt, gemerkt und zu einem späteren Zeitpunkt selbst ausgeführt werden kann. In sämtlichen Konzepten nimmt die Gesundheits- und Krankenpflegerin oder der Gesundheits- und Krankenpfleger die Rolle des Unterstützers ein. Zu Beginn der Therapie ist es selbstverständlich, dass sich die Fortschritte der Patientinnen und Patienten in einem geringen Ausmaß halten. In dieser Zeit hat die betreuende Person die Aufgabe, mittels ruhiger aber zielgerichteter Interventionen und Bewegungen die Betroffene oder den Betroffenen derart zu unterstützen, sodass die Bewegung ausgeführt werden kann. Speziell im Affolter-Modell® erfolgt dies durch das einfache und pflegerische Führen. Doch auch die Konzepte Bobath und Kinästhetik unterstützen die Patientinnen und Patienten, sollte die Bewegung nicht selbst ausgeführt werden können. Dies erfolgt durch Impulse an die Muskulatur im Bobath-Konzept, und durch das Einbringen der passenden Methode in der Kinästhetik. Dass alle drei Versorgungsansätze nicht von Seiten der Pflege entwickelt wurden, ist ein weiteres gemeinsames Merkmal. Die Konzepte selbst beziehungsweise ihre Entwicklerinnen und Entwickler stammen aus verschiedenen Disziplinen. Die Konzepte wurden schließlich von der Berufsgruppe der Pflege mitverwendet. Das Bobath-Konzept stammt ursprünglich aus der Physiotherapie. Erst durch den Aufschrei der Physiotherapeutinnen und Physiotherapeuten wurden auch die Pflegekräfte in diesem Konzept geschult. Das Affolter-Modell® entwickelte sich im Zuge der Forschung der Psychologin und Psychotherapeutin Félicie Affolter während ihrer Arbeit mit wahrnehmungsgestörten Erwachsenen und Kindern. Erst seit der Präsentation im Jahr 1984 wird dieses von der Pflege verwendet, um nicht eindeutige Befunde zu erklären und die Therapieansätze entsprechend zu wählen. Nur die Kinästhetik ist ausschließlich in der Pflege in Verwendung. Deren Entwicklung ging zwar von den Medizinern Frank Hatch und Linda Maietta aus, wurde aber vorwiegend durch Personal des Krankenpflegedienstes in Anspruch genommen. Auffallend bei allen drei Versorgungsansätzen ist, dass die Grundidee der Konzepte nicht die Behandlung und Rehabilitation von Patientinnen und Patienten im Wachkoma ist. Das Bobath-Konzept wurde für Personen, die bedingt durch ihre Erkrankung an einem hohen Muskeltonus oder einer Halbseitenlähmungen litten, entwickelt. Die Kinästhetik ist als Bewegungsangebot für Patientinnen und Patienten jeglicher Art gedacht. Die Konzepte der Kinästhetik haben einerseits kurative Zwecke, gelten aber auch aufgrund ihrer einfachen Bewegungsmuster als Unterstützung im Alltag der Krankenpflegepersonen. Das Affolter-Modell® entstand wie oben bereits beschrieben auf Basis der Forschung von Félicie Affolter. Die Erkenntnisse, die sie im Laufe der Jahre gemacht hatte, und die Interventionen und Handlungen, die sie dabei gesetzt hatte, fanden in der Therapie mit neurologisch auffälligen Patientinnen und Patienten großen Zuspruch und somit auch Anklang in der Rehabilitation von Personen im Wachkoma. Der Punkt, in dem sich die Konzepte voneinander unterscheiden, ist vor allem der Zugang zur Therapie. Die Ansätze Bobath und Kinästhetik arbeiten mit einem sehr praxisbezogenen und funktionalen Therapiezugang. In beiden Konzepten wird versucht, durch Interventionen, wie der Muskelstimulation im Bobath-Ansatz und den verschiedenen Bewegungsangeboten in der Kinästhetik, die Mobilität, wiederzuerlangen. Das Affolter-Modell® hingegen versucht, verloren gegangene Erinnerungen, Empfindungen und Bewegungen durch das Begreifen der Umwelt und das Wissen um den eigenen Körper, wie er sich in der Umgebung verhält und wo er lokalisiert ist, wiederzuerlangen. Sie arbeiten jedoch alle auf das Ziel hin, dass die Patientinnen und Patienten mit apallischem Syndrom durch die gesetzten Interventionen und Lernangebote ihre Autonomie und Selbstständigkeit wiedererlangen. Wichtig bei der Therapie und Behandlung der Patientinnen und Patienten ist bei allen drei Konzepten, dass die Intervention durch eine einzige Gesundheits- und Krankenpflegerin oder Gesundheits- und Krankenpfleger vollzogen wird. Ebenso sollte sich die therapierende Person für die Erkrankte oder den Erkrankten ausreichend Zeit nehmen, damit die Bewegungs- und Lernangebote in Ruhe durchgeführt werden können. Sobald mehrere Betreuerinnen und Betreuer mit den Patientinnen und Patienten arbeiten, oder die Therapie in einem unangenehmen Umfeld stattfindet, kommt es zu Stressreaktionen, welche sich negativ auf den Behandlungserfolg auswirken und zu vermeiden sind.

Zusammengefasst lässt sich behaupten, dass die drei Konzepte weder durch die Pflege entwickelt und eingeführt wurden noch deren Grundlage die Betreuung von Patientinnen und Patienten im Wachkoma ist. Dennoch werden sie bis heute von Angehörigen der Gesundheits- und Krankenpflege beim apallischen Syndrom angewendet. Auch im Zugang der Therapie weisen sie Unterschiede zueinander auf. Während Bobath und das Konzept der Kinästhetik einen sehr funktionalen Zugang praktizieren, versucht das Affolter-Modell® durch unterstützte Angebote die Umwelt und den eigenen Körper mit seinen Bewegungsmustern neu kennenzulernen. Die drei Konzepte verbindet das gemeinsame Ziel, die Patientinnen und Patienten schrittweise zur Autonomie zurückzuführen. Die Interventionen und therapeutischen Tätigkeiten werden so lange trainiert und durchgeführt, bis die erkrankten Personen das Bewegungsmuster selbständig durchführen können. Die drei Versorgungsansätze sehen es als essenziell an, dass Erfolge in der Therapie dokumentiert werden. Somit ist gewährleistet, dass sämtliche Disziplinen, die die Patientin oder den Patienten betreuen, über den Entwicklungsstand Bescheid wissen.

Eine weitere Forschungsfrage der Bachelorarbeit ist ob die dargestellten Ansätze zur Versorgung Anwendung bei Patientinnen und Patienten mit apallischem Syndrom finden. Diese Frage kann mit einem Ja beantwortet werden. Es wird in den Kapiteln 3.1.3, 3.2.3 und 3.3.3 die Verwendung der drei Ansätze bei Personen im Wachkoma beschrieben. Im Zuge der Bearbeitung kam man jedoch auf eine gewisse Problemlage. Nur mittels Verwendung einschlägiger Literatur war es möglich, das Kapitel über die Anwendung bei Patientinnen und bei Patienten mit appallischem Syndrom zu Papier zu bringen. Trotz intensiver Suche nach aktuellen Beiträgen und Studien wurde man nicht fündig. Zwar stieß man immer wieder auf Ergebnisse zu den Konzepten Bobath, Kinästhetik und Affolter, doch waren diese Artikel zur Darstellung in dieser Arbeit nicht geeignet. Im Zuge der Recherche nach Studien fand man auch immer wieder Behandlungsansätze der Physiotherapie oder Musiktherapie zur Betreuung von Patientinnen und Patienten mit apallischem Syndrom. Auch diese wurden bei der Erstellung dieser Bachelorarbeit nicht verwendet. Somit kommt man zu der Erkenntnis, dass es Beiträge zur Anwendung der Konzepte bei Personen im Wachkoma gibt, man jedoch nicht weiß, ob diese von Gesundheits- und Krankenpflegerinnen und Gesundheits- und Krankenpflegern angewendet werden, welche Erfahrungen die Betreuenden damit haben und inwiefern es wissenschaftlich belegt ist, dass die gewählten Konzepte einen kurativen Effekt auf die Patientinnen und Patienten ausüben.

4.2 Diskussion

Beim Verfassen vorliegender Arbeit wurde offensichtlich, dass zum Thema apallisches Syndrom sehr viel Wissen bezüglich der Diagnose, Symptome, Remission und medizinische Therapie existiert. Bezüglich der Rehabilitation und Betreuung durch die Pflege besteht jedoch sehr viel Aufholbedarf, sind es doch die Gesundheits- und Krankenpflegerinnen und Gesundheits- und Krankenpfleger, welche sich ununterbrochen um die Patientinnen und Patienten kümmern und diese versorgen. Warum gibt es somit für diese keine wissenschaftlich anerkannten Therapie- und Betreuungsvorschläge? Die gewählten Konzepte Bobath, Kinästhetik und Affolter werden zur Anwendung empfohlen, obwohl niemand weiß, ob sie eine kurative Nachwirkung auf die betroffene Person erzielen. Es ist möglich, dass die gewählten Versorgungskonzepte tatsächlich einen kurativen Effekt erzielen, aber es wäre genauso denkbar, dass sie die Patientinnen und Patienten in ihrer Entwicklung aufhalten oder im schlimmsten Fall gar schädigen. Es stellt sich somit die Frage, warum Angehörige des Krankenpflegeberufes diese Ansätze anwenden, obwohl kaum Wissen über deren Wirksamkeit vorhanden ist?

4.3 Ausblick

Bei der Betrachtung der Arbeit wird klar, dass in den letzten Jahren viel im Bereich der Forschung um das apallische Syndrom geschehen ist. Es ist ersichtlich, dass das apallische Syndrom eine komplizierte und vielseitige Erkrankung ist, welche im Leben der Betroffenen oder des Betroffenen eine schwerwiegende Veränderung bewirkt. Es wird ebenso klar, dass großes Potential bei der Erforschung der Therapieansätze vorhanden ist. Eine positive Bestätigung über die Wirksamkeit eines der Konzepte wäre äußerst wichtig, um der Gesundheits- und Krankenpflege ein nützliches Werkzeug zur Behandlung und Betreuung zu liefern. Somit können die Krankenpflegerinnen und Krankenpfleger die vorhandenen Stärken und Ressourcen der Patientinnen und Patienten mit apallischem Syndrom bei der täglichen Betreuung bewahren und fördern.

Die Fragestellungen der vorliegenden Arbeit konnten beantwortet werden. Durch die Bearbeitung ergaben sich weitere Fragen in Bezug auf die Anwendungen der Versorgungskonzepte und deren Wirksamkeit. Obwohl die Anzahl der Patientinnen und Patienten, welche am apallischen Syndrom erkrankt sind, in Österreich verschwindend gering ist, würde aufgrund der offenen Fragen, die im Bereich der Pflege zweifellos bestehen, eine intensivere Forschung Sinn ergeben.

Literaturverzeichnis

Arbeitsgemeinschaft für Problem bei Wahrnehmungsstörungen, (2016). *Das Entwicklungsmodell* abgerufen am 01. Juni 2016 von http://www.apwschweiz.ch/index.php/de/affolter-modell/entwicklungsmodell

Arbeitsgemeinschaft für Probleme bei Wahrnehmungsstörungen, (2015). *Affolter-Modell* abgerufen am 26. Mai 2016 von http://www.schlaganfall-hilfe.de/therapieuebersicht/-/asset_publisher/X9Wa/content/affolter-modell/pop_up?_101_INSTANCE_X9Wa_viewMode=print

Ciarrettino, M. (2005). Zustand Wachkoma vs. Prozess Wochkoma oder: „Der Mensch kann nicht nicht kommunizieren" (Paul Watzlawik). *Intensivpflege,* 13, 97-101

Dammshäuser, B., Jacobs, G, & Polk, I. (2004). Das Bobath-Konzept in der Pflege. In F. Biewalds (Hrsg.), *Das Bobath-Konzept Wurzeln, Entwicklung, neue Aspekte* (149-158). München: Urban & Fischer Verlag, Elsevier GmbH

Estraneo,a., Moretta, P., Loreto, V., Santoro, L. & Trojano, L. (2010). *Late recovery after traumatic, anoxic, or hemorrhagic long-lasting vegetative state.* Abgerufen am 06. Juni.2016 von http://www.ncbi.nlm.nih.gov/pubmed/20554941?dopt=Abstract

European Kinaesthetics Assiciation, (2015). *Die Geschichte von Kinaesthetics (frühere Bezeichnung: Kinästhetik)* abgerufen am 01. Juni 2016 von http://www.kinaesthetics.net/kinaesthetics_geschichte.cfm

Friedhoof, M & Schieberle, D (2007). *Praxis des Bobath-Konzeptes – Grundlagen-Handlings-Fallbeispiele.* Stuttgart: Georg Thieme Verlag KG

Hatch, F., & Maietta, L. (2003). *Kinästhetik – Gesundheitsentwicklung und menschliche Aktivitäten.* München: Urban & Fischer Verlag.

Hitzler, R., Leuschner, C. & Mücher, F. (2013) *Lebensbegleitung im Hause Königsborn – Konzepte und Praktiken in einer Langzeitpflegeeinrichtung mit schweren Hirnschädigungen.* Weinheim und Basel: Beltz Juventa

Hofer, A (2009). *Das Affolter-Modell – Entwicklungsmodell und gespürte Interaktionstherapie.* München: Richard Pflaum Verlag GmbH & Co. KG

Lückhoff, F (2014). Bobath, Kinästhetik & Co. *ProCare*, 5, 24-26.

Naciemento, W. (2012) Das apallische Syndrom: Diagnose, Prognose und ethische Problem. *Deutsche Ärzteblatt* 11, 661-666

Nydahl, p. (2011) *Wachkoma – Betreuung, Pflege und Förderung eines Menschen im Wachkoma.* München: Elsevier GmbH

Post, E. (2001) Das therapeutische Führen nach dem Affolter-Konzept. *Ergopraxis,* 2, 24-28

Roier, M. (2013). Kinästhetik-Konzept und Einsatzmöglichkeiten in Gesundheitsberufen. *Handbuch für Gesundheitsberufe*, 3, 148-159.

Steinbach, A., & Donis, J. (2011). – *Langzeitbetreuung Wachkoma – Eine Herausforderung für Betreuende und Angehörige.* Wien: Springer-Verlag

Teigeler, B. (2007). Leben im Wachkoma. *Die Schwester Der Pfleger,* 46, 140-143
Verband für Schädel-Hirnpatienten in Not (2014). *Das apallische Durchgangssyndrom.* Abgerufen am 08. Juni.2016 von http://www.schaedel-hirnpatienten.de/informieren/das-apallische-durchgangssyndrom/index.html

Verband für Schädel-Hirnpatienten in Not (2014). *Frührehabilitation.* Abgerufen am 19. Juni.2016 von http://www.schaedel-hirnpatienten.de/informieren/fruehrehabilitation/index.html

Verband für Schädel-Hirnpatienten in Not (2014). *Medizinische Versorgung.* Abgerufen a, 08. Juni. 2016 von http://www.schaedel-hirnpatienten.de/informieren/medizinische-versorgung/index.html

Wehner, J. (2016). *Wachkoma.* Abgerufen am 08. Juni. 2016 von http://www.medizinfo.de/neurologie/koma/wachkoma.shtml

Wied, S & Warmbrunn, A. (2012). *Pschyrembel Pflege.* Berlin/Boston: Walter de Gruyter GmbH & Co. KG

Zieger, A. (2004). *Informationen und Hinweise für Angehörige von Schädel-Hirn-Verletzten und Menschen im Koma und Wachkoma (sog. Apallisches Syndrom).* Oldenburg: Eigenverlag.

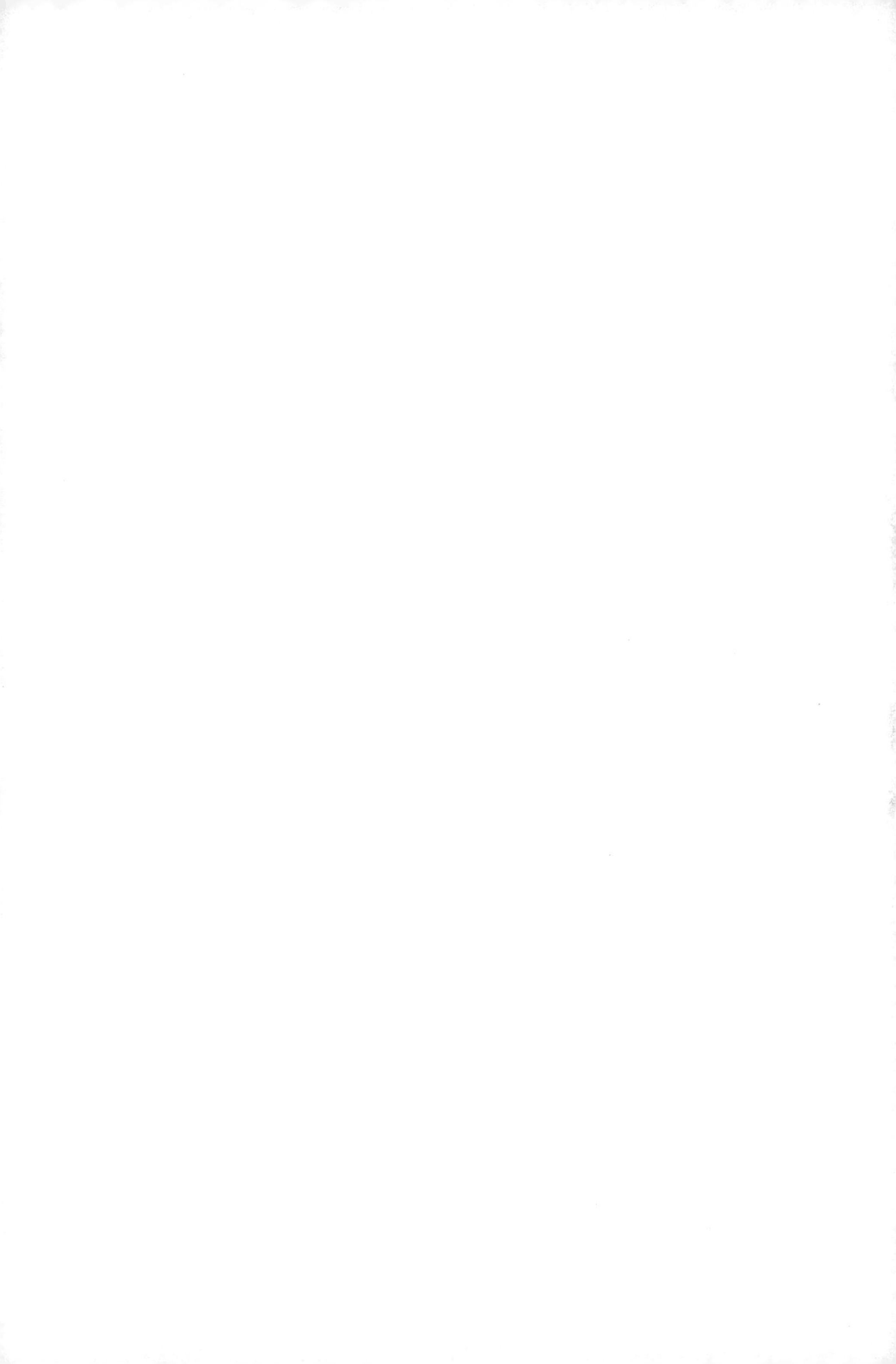